雑草で酔う

人よりストレスたまりがちな僕が研究した

究極のストレス解消法

青井硝子

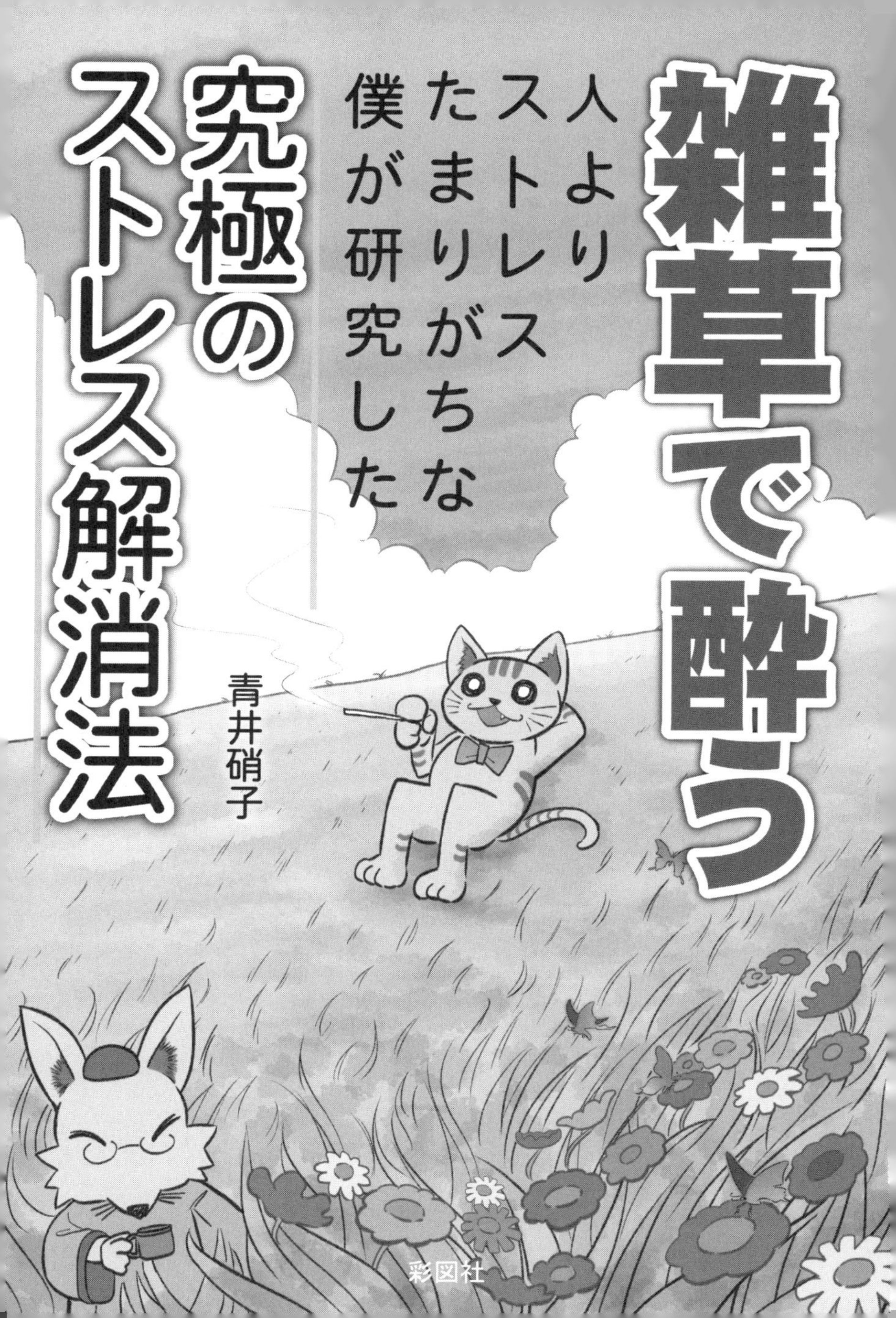

彩図社

はじめに
この本と著者について

ストレスには「その場のしのぎ方」と「根元の断ち方」があります。

その場をしのぐ方法は皆さんけっこう普段から実践されていて、酒で曖昧にしたりタバコ・コーヒーで耐性をつけたりテンションで乗り切ったり。ライフハックを集めて軽減するというのもありますね。

しかし不思議なことに、ストレス耐性をつければつけるほど、より強いストレス社会に放り込まれます。

なんででしょうね？

この本は、人と付き合うごとにストレスを感じていた男がついに社会から飛び出してしまい、車上暮らしを嗜（たしな）み、人付き合いをさっぱり諦めて、雑草をタバコにするという遊びを延長して極めていった結果、なにやら独自の方向に研究が進んだ。そんなおかしな経験を記すものです。

知っていますか？　雑草って、巻いて吸うと面白いんですよ。

便秘が治る草もあるし、気分が高揚したりまった～りしたりする草もあって、中にはすごい幻覚を見たりする草も。アヘンの代わりになった草だって。もちろんすべて法的にＯＫ。

半年に1回、そういった雑草タバコの研究結果を同人誌として発表し、それが今までに7巻分出ていて、このたびそれを振り返りながら編纂させていただける機会をこうして得ました。いわゆる総括ってやつですね。

未だ心や精神といったものが何一つ分かっていない現代。ストレスをその場しのぎにせず根元から断つのは非常に難しいチャレンジです。

人によっても問題の根本が違うのでそのまま参考にはならないかもしれません。

実際に酔った人でないとその効能が分かりづらくもあります。

しかし、全編とっても楽しげに書いたので、気負わずゆる〜く読んでみてください。ゲラゲラ笑いながら、まさかこういう例もあったのかと思っていただければ幸いです。


ぶっちゃけ、車上暮らしは楽しかったです。

焚き火と虫よけの匂い。少し汗ばむ肌。目の前で揺れる裸火。満天の星空と、温まったココアの香り。周りには自分以外の人はおらず、川のせせらぎに乗って虫とふくろうとが遠くで囁いている。

社会からドロップアウトすると、これに続きが生まれます。

徐々に衣服に蓄積していく皮脂の匂い。伸びてパサつく髪。思考はゆっくりと野生に戻っていき、使える資源（ごみ）を求めて徘徊する。春先にダニと格闘し、夏の暑さから逃げるために高地へ向かい、秋の味覚を探しに山中に分け入り、冬の楽さに感謝する。

カップ梅酒と半額以下のサバ寿司がどんなフルコースにも負けない美味しさを誇ったことは今でも忘れません。

社会の外にも社会の中にも、常人には得難い楽しさ面白さがある。

それがもしかしたら、今社会の中でストレスに苦しんでいる方の、まさにあなたの一助になれるかもしれない。そう思ってこの雑草タバコ研究を編纂しました。

何はともあれ、まずは一服。

「雑草を巻いて吸ってみた」

雑草で酔う
目次

【ハーブ／雑草編】

草名：バジル

遊びか薬か：㊫

バジリコとしてピザに乗ってるアレ。

あの草を吸ってみた。


そもそもなぜタバコはタバコの葉限定なのか。

環境省の出したデータによると、維管束植物は地球上に約27万種類生えているそうだ。それだけいるのなら別の効果を持ったやつだっているはずで、現にタバコやマリファナだってそれっぽく吸われている。

しかし体系だったデータは存在しない。

文化として定着している国も見たことない。

形状・特徴

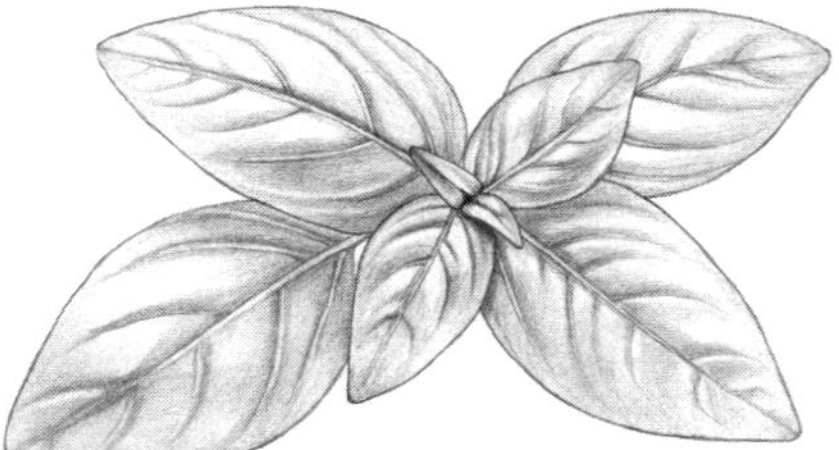

・葉は丸まっており、上から見て黄金比でぐるぐる生える。

・花はシソ科一般のバッズ状で、種を採る場合、未熟な時に採取しないと下にすべて落ちてしまう。

ならば、自分で一から吸って確かめてやろうじゃないか。それも、どうせやるなら楽しく、遊びながら。

こうして「煙遊び」の概念が生まれました。

それと同時に、遊びながら発見した有用な葉っぱは「煙薬（けむりぐすり）」としてデータベース化したいな、と。

そしてこのバジルというやつは、最初に「煙薬」という概念を自分に発想させてくれた記念すべきハーブ。ただし最近じゃ吸い過ぎて、ピザ食べるとバジル臭が鼻につくようになってしまった。なんかタバコの灰を連想してしまってマズいと感じる……。

ネタばらししちゃうと、もともとは「道ばたに生えている草を何でも吸ってみるヤシの集うスレ」という2ｃｈスレ。そこで情報が提供されていたのを読んだのがきっかけだった（スレの内容は虚実入り混じってるけど、最初見たときのインパクトは凄かった。いや～面白いことを考える人もいるものだ）。

で、そこではまぁバジルはよく効くだのマリファナ代わりだのカエルの兵隊が2列で行軍する幻覚が見えただのと、それはもうえらく誇張されていた。もちろん、実際吸ってみたらそんなことはなかった。当然ながらね。

ただし……。

吸飲結果

意識：特に変わらず。多少まったりするかな？　程度
目（視覚）：特に変わらず
手（触覚）：特に変わらず
舌（味覚）：特に変わらず
耳（聴覚）：特にｒｙ
鼻（嗅覚）：特ｒｙ

特記事項：翌日に便秘が解消される！

NOTE：バジル

シソ科、和名メボウキ。バジリコはイタリア名。

実は野菜の中ではニンジンくらいにしか含まれてなさそうなβカロテンが含まれているレア種。

もちろん吸うだけだと栄養としては取り込まれない。けれどもまあ、バジリコ自体普通に万能選手だから余ったの食って健康になろう。ピザうめぇ。

鎮静作用やリラックス効果がある。火をつけて吸うと一酸化炭素ともあいまってダイレクトにそれがわかるよ。マジで。

殺菌作用も強いってあるけれども、バジル使って傷消毒したり膿取ったりしてんの見たことない。イタリア人はするのかな？　まあどっちにしろ、殺菌作用はハーブのタイムが一位だからあまり殺菌目的では使えなさそう。

もともとバジルは胃腸の働きを改善する効果があるらしく、煙として肺から摂取するとその効果がより強まるっぽい。しかも下剤のように即下すわけじゃなく、翌日の朝に軟便がにゅるり出てくる、といった極めて自然な作用が働く。ただし、何回か繰り返すうちに体に耐性がついて効果がなくなるので、困ったときだけにした方がいいかも。

軽いストレスを軽くあいまいにしたいときに、お酒よりも負担なく使えるかもね。

懐古

今こうして振り返ってみて、もっとも自分をストレスフリーに変えたと思われるものは、何の草を吸ったとかどの茶を飲んだとかではなく、たった1枚の紙。

自分の体にどんな異変が起きたかを記したＡ４用紙だった。

毎回何かを試みるたびにそれを記していった。大体は何もなく、ひどいときは腹を下すのだけれども、中には自然な元気が湧いたりお腹を空かせたりといった奇妙な効果が引き起こされるものもあった。

微かな、しかし確かなそれらの効果を一つ一つ記していくことは、自分自身を見つめるとともに「今ここ」の自分に立ち返らせ、しかも心身の異常に気付きやすくなる効果もあった。

その力は雑草吸い時に留まらない。人と会って話しているとき、テレビを見ているとき、嘘を耳に挟んだとき、怒鳴られたとき、いつでもどんなときでも自分の気分を冷静に見つめることができるようになった。ことあるごとに無茶してしまいがち、そして体の異常を無視してしまいがちだった自分を変えてくれた貴重な習慣だ。

あと脳みその中で特に変になっている部位（仲間内で「わっしょい」と呼んでいる。脳のわっしょいしている部位）を捉えるのが上手になるため、少量で酔いやすくなるのもいいね。

何度も書いているうちにやがて書き方も定まってきたので、そのテンプレートを以下に記します。

- 日付、今日の天気、体調や心の調子（マインドセット）
- どこでどんな風にやったか（セッティング）
- 何を飲んだか（セット）
- 何時何分　スタート（身体に入れた時間）

・何時何分　どんな調子だった
・何時何分　どんなものが見えた
・何時何分　ゴール（抜けたと思われる時間）
・自分がどのように変わったか、体調、心の変化

この本を担当してくださった編集の方から「さらに酔ってるときのグラフも描けばいいよ」と助言をいただいたので、今はこれに加えてグラフを描くようにしています。なんというか、文化を支えた古強者の方々には本当に頭が下がります。

そうそう。面白いことに、バジルを吸ったときの副流煙の匂いがマリファナにそっくり。なので、間違っておまわりさんに手錠をはめられないよう気を付けよう。

【ハーブ／雑草編】

草名：ローズマリー（精油）

遊びか薬か：遊

どうせだったらがっつり酔える草ないんかなーとか思っていたら、同好の士が持ってきてくれたよ！

秋葉原のレンタルスペースを借りて、同じ趣味を持つ人たちが集まる会を定期的に開いていたのね。その名も「薬草研究会」、略して薬研。酒でもかっくらいながらツマミ持ち寄ってあれが酔っただのあれはスカだのとわいわいする会。

月一で開いていたんだけど、最初は参加者1人とかだったのが、30人くらい集まる会に発展した。

アジサイ（※32P参照。酔える）の季節になると誰かしらが自分ちの庭からアジサイの花（萼片）を収穫してきてみん

形状・特徴

・地中海原産。こすると松に似た香りがする。冬から春にかけて紫がかった白い花が咲き、観賞用としても人気が高い。

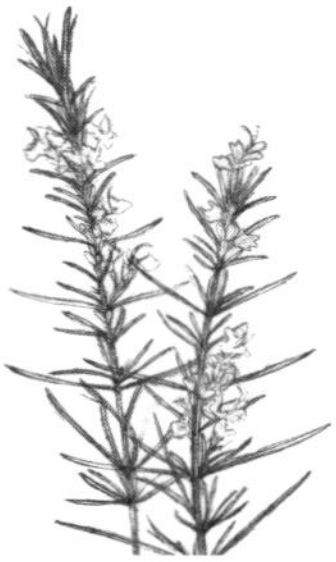

・種、挿し木どちらでも殖やすことができ、乾燥、phの上下、寒暖差に耐性が高く育てやすい。ただし根腐れしやすいので水の与え過ぎには気をつける。

なで吸ったりだとか、色々楽しい。そこでこれが出たんだ、ローズマリー。

いやいやローズマリーなんてそこら辺のホームセンターでも売ってる代表的なハーブやんけそんなんで酔えるんかい、とくだを巻くのも最初のうちで、まあまあ吸ってみなはれと差し出されたそれは、精油をヴェポライザーに入れたものだった。

よっしゃそんなん言うんやったら吸ったろやないかい！

すぅ〜〜〜っ

吸飲結果

意識：ものがあまり考えられなくなる
目（視覚）：コマ落ち発生
手（触覚）：ふらつき発生
舌（味覚）：特に変わらず
耳（聴覚）：特に変わらず
鼻（嗅覚）：特に変わらず

うそやろ!?　これ大麻とほとんど変わらん！

そう自分が驚くと、彼は満足そうな顔でそうだろうそうだろうとうなずき、ヴェポライザーをみんなに回していた。

自分はというと、拍手していた。いやこういうレジャー草系のものを試したときは、いつも全力で拍手してみてその「遅さ」を確かめるんだ。どれだけ神経がディレイされ遅くなったかを拍手のＢＰＭで試す。すると、ぱち……ぱち……ぱち……くらいまでは遅くなっててびっくり！　まさか大麻草以外でここまで遅くなるものがあるなんて。

不思議なことに、ローズマリーはただ嗅ぐだけだとシャキッとする系の効果なんだ。それがキッチンペーパーに浸してヴェポライザーで吸うだけでこんなに逆の効果になるなんて。なんでだろうね。びっくり。ガラスパイプに数滴入れて炙るのもありだね。タバコのフィルターに染み込ませるのもいいと思う。

その後、ローズマリーは会の定番となり、毎回様々なものが発見されていく中でみんなの心を安らがせまくりましたとさ。……つっても有効成分が何で、どんな副作用があるか全くわからないので、自分は怖くてあまり試せませんでしたとさ。チキン。

NOTE：ローズマリー精油

ローズマリーはシソ科の常緑低木。その香気から民間療法に使用されたりペストマスクのあのくちばしのところに詰め込まれたりした。有効成分はピネン、シネオール、カンファーなど。強い抗酸化作用や抗がん作用が認められている。

精油にされる段階で様々な操作がされるので、市販品全部酔うのか、どれが毒なのかは一概には言えない。操作後なので基本的なエビデンスも信用できない。

タイムの精油とかも一緒に吸ってみたんだけれども、そっちは咳込むばかりでなにも得られなかった。タバコにしたタイムはとっても緩やかに燃焼していい感じなのにね。

【ハーブ／雑草編】

草名：睡蓮（スイレン）

遊びか薬か：遊

紀元前3000年、古代エジプトの壁画の真ん中に描かれているスイレン。

先コロンブス期のテオティワカンの芸術にも出てくるし、マヤ文明の写本にも書き記されている。主要な文明や歴史の転換点にぽつぽつ出現するこのスイレンという植物。植物考古学的にも非常に興味をそそられる題材だね。

歴史書とかにはその効果について言及しているものはほとんどないけれども、多分何かしらあったんだろう。きれいな花ってだけだったら他にもあるもの。

よっしゃ！　吸ってみるか！

形状・特徴

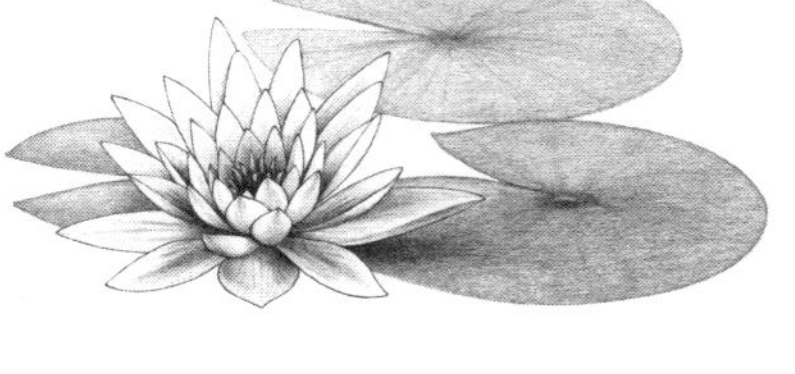

・水面に接しているのがスイレン。水上に出ているのはそれ以外。部位や種によって有効成分やその含有量が違ってくる。

・葉に大きな切れ込みがある。花をワインに漬け込むのが一般的。

吸飲結果

意識：多幸感、幸せな感じが発生する。安定、まったり
目（視覚）：揺らぎの発生
手（触覚）：特に変わらず
舌（味覚）：特に変わらず
耳（聴覚）：特に変わらず
鼻（嗅覚）：特に変わらず

……明確に違うね。幸せが発生する。まあぼちぼち聞いてはいたんだ。ふわっとしたり素敵なことが起きるよーみたいな。サイコアクティブ植物辞典にも書いてあるしね。でもここまではっきりしているとは思わなかった。ケシの幸せとよく似ているけどまた違う。幸せには複数種類ありそうな感触を受けた。他の酔いに比べて幸せ感をどう表現したらいいかってのは非常に難しい。頭がじわっとして、揺らぐ感じがして、ぼやっとこう、なんか、あぁあああぁあ～みたいな。そんな感じ。伝わらんな。うん。ごめん。

形態としては数種類ある。スイレンだったりハスだったり、根っこだったり茎だったり花だっ

たり、精油だったり。スイレンとハスは違う種類なんだけど、効果は似ている。貯水池に有害雑草として繁茂しているハスを一言断ってかっぱらってきた場合、葉と茎と花、もしくは実が手に入ると思う。それぞれの部位を吸い比べてブログに上げていた人がいて、その人によると「茎が最も有用」と結論付けていた。

貯水池を持っている知り合いがいない場合、Amazonで購入することになると思う。そうするとベトナムの人がひとつひとつ丁寧により分けてくれた「ハスの実の芯」というものが手に入る。これが非常に強い。2粒奥歯で噛み潰すだけで効果の程が分かる。巻いて吸ってもいいし食べてもいい。巻く場合は燃焼しにくいのでタイムと一緒に巻くといい。ただし、エンドルフィン酔いに対して逆耐性（※147P参照）をつけていないと難しいかも。わさび炭酸やアイスランドポピーのケシ坊主などでわっしょいキャッチ（※201P参照）の訓練をしておこう。

さらにAmazon内を探していくと、今もうあるかどうか分からないけれどもハスの精油が見つかる。抽出が難しいのか、5ミリリットルで数千円とかめちゃ高いけれども、その道のプロ（?）が特別にこだわって抽出した逸品らしい。どの道にもプロっているもんなんだなと感心はするが何もおかしいことはない。自分は芯だけで十分満足したので、この沼に足を踏み入れたい人はどうぞ。沼地に生える草だけあって、十分な深さの沼だよ。

ただし、のちに記す根治の手法（※148P参照）と併せてやらないと簡単に依存症に陥るから気を付けてね。なんせ沼だし。

NOTE：ヌファリン

スイレン科には広範に含まれる物質で、語源はニンフ。妖精という意味。妖精抽出物という解釈でとらえていいと思う。なんとこの物質、ケシから採れるパパヴェリンというアヘンの有効成分とほぼ同じ働きをするとのこと。

さらにもっと直接的には、ホワイトウォーターリリーにアポルフィンが含まれている。これはオピエートの一種アポモルフィンと化学的構造が非常に近しい。紀元前からの食歴もあるし、法的にも許されているので積極活用していこうと思いました。

魔女さんなんかはイエローウォーターリリーの根を洗って刻んで赤ワインに漬けて飲むらしいね。他にもスイレンの花を6個摘んできて赤ワイン一瓶で漬ける方法もある。

薬用としては、女性のおりもの対策、血圧上昇を利用した男性の勃起改善などに使われるそうだ。スイレンの種類によっても用法用量や使う部位が大分違う。

60年代にはヒッピーがレクリエーションドラッグとして使ったこともある。その場合は3～6個のブルーロータスの花をお茶にして飲む。20分前後で多少の吐き気と筋肉のけいれんが起きるが、その後色覚異常、感情の凪、幻聴などが現れ、2時間で消えるとのこと。

懐古

まだこの頃は、月一でみんな秋葉原の角打ち飲み屋に集まって、ツマミ代わりに各自が持ち寄った雑草を巻いて吸って談笑するみたいな時期だった。

その中でハス系にハマった人がいて、よく自作のタバコを吸わせてくれたものだった。名刺入れのちょっと大きい版みたいなケースをパカリと開けると、マオウを巻いたのとかイカリソウを巻いた自作タバコが入っていて、TPOに合わせて吸い分けるというこだわりを見せた。よくある巻き道具を使わず、手でサッと紙巻を作ったりしてとても素敵だった。それを見て、かっこよさを追求するならこうだよなーと考えたりもした。仕事を頑張りたいとき、性欲を出したいとき、リラックスしたいとき、様々なシーンに合わせて薬草を巻くってのはいい案だと思うし、実際スマートだった。

【ハーブ／雑草編】

草名：クサノオウ

遊びか薬か：遊

公園とか土手とか、その辺に普通に生えている雑草。夏になると黄色い花をつけ、見た目はとても愛らしい草体をしている。

しかしケシ科。なお食べると死ぬらしい。

異自然世界の非常食、という小説の冒頭の掴みとして登場。クサノオウのクサは、実はかさぶたのクサ。瘡（くさ）の王（諸説あり）。

黄色い汁は皮膚をただれさせるが、イボ、水虫、インキンタムシには逆にそれが効くらしい。バカは付ける薬を飲むというが、吸ったバカはより珍しいだろう。

形状・特徴

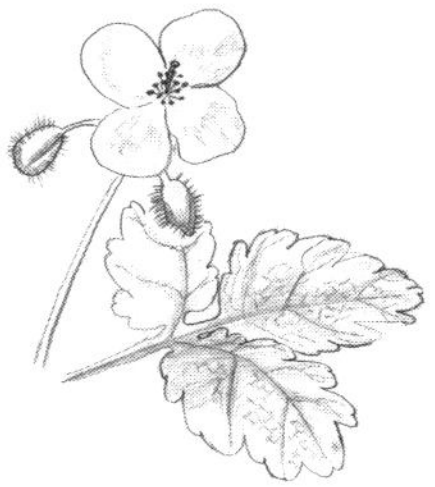

- つぼみには毛。葉は、１枚の葉が大きく切れ込んで複葉に見える。
- 花弁は４つ。めしべ、柱頭周りにおしべが多数。鮮やかな黄色の花でそれ自体はよくある草体だが茎を折ると黄色の液が出る。判別は全季節を通して用意。なお時間が経つと黄土～茶に変色。

吸飲結果

意識：とってもクリアになる。覚醒作用が強く、たとえば酒を飲んでいるときにこれを吸うと、それまでの酒の酔いがいっぺんに吹っ飛ぶくらい。ただし怖い点もあって、最初に吸ったときは場所が公園でいきなり街灯がバッンと消えたため、何事が起こったか理解できずにＢＡＤに入った。ＢＡＤは軽い譫妄（せんもう）状態。でもその譫妄はすぐに消えて落ち着き、その後は普通にハイになる

目（視覚）：目に見える世界が「完璧」に見える。こればかりはちょっと表現しにくい。具体的には、メガネをかけなくても世界の輪郭がハッキリと見えるようになり、街灯の光は十字に映る

手（触覚）：体の震えが5、6回来る。主観ではそれは地震みたいに感じる。6回目に背筋をぞくぞくぞくっと走る快感が突き抜け、それが2回繰り返されたのちに落ち着いた覚醒状態に入った

舌（味覚）：炭酸ジュース超うまい。お菓子もおいしい。百均で自作した水パイプで吸っていたら、フィルターがすぐにえんじ色のタールで詰まった。仕方なくフィルターを外してボコボコ吸っていたら、タールが口の中に入ってきてめちゃくちゃ苦かった。生の茎を折ると苦くて黄色い毒汁が出てくるが、どうやらこれが気化してタール化するらしい。ヴェポライザー向き

耳（聴覚）：特になし

鼻（嗅覚）：特になし

特記事項：なぜかこの草を吸うと、毎回必ずハダカの女性の夢を見る。といってもエッチなことは一切せず、ただただ隣に寄り添うだけ。多幸感というよりは絶対的な安心感に包まれて、皮膚の触れ合う柔らかな感覚や鼻をくすぐるいい匂いに脳が痺れ、翌日スッキリとした面持ちで起きる。

NOTE：ケシ

ケシ科といえばヘロイン。このクサノオウも、ケシ科ならではのオピオイドが楽しめた。wikiによると、ケリドニンという成分がモルヒネと同じような作用をもたらしてくれるらしい。西洋ではアヘンの代替品やガンの痛み止めとして用いられた過去もある、とのこと。

そこらへんにわっさー生えてる雑草なのに……。

ただしケシは依存性や中毒性が高いため、乱用は厳禁。ダメゼッタイ。突き詰めればモルヒネのように薬にもなりそうだけれども、それは専門家に任せよう。

ちなみにケシ坊主を傷つけてとれる白い液体、これが阿片(アヘン)。こいつがそもそもクサノオウからはとれない。んでそのアヘンから不純物抜いて精製してやるとモルヒネになる。モルヒネの化学式を多少いじくってやれば、かの悪名高きヘロインやコデイン（メチルモルヒネ）になるよ。絶対やらないでね。

愛知県の渥美半島ではガチで法律違反のケシが大量に自生しているらしく、毎年通報を受けて警察やらが抜きに回っているらしい。ところでこういう例はけっこうあって、たとえばもうないけれども三重県のパールロード沿いには大麻が一面にぶわぁ～っと自生していたという。

懐古

このときはたしか、雑草を吸い始めた最初期くらいだった。

軽トラの上で暮らすようになってからけっこう経ったかな、というときで、暮らしにも慣れてとっても自由奔放を満喫していた記憶がある。

長野県は伊那地方の道の駅、南アルプスむら長谷というところがもう最高だった。駐車場にハーブはたくさん生えているし、焼きたてのパンが食べられるし、海抜１０００メートル近い高所なので下界の夏の暑さはその吐息すらも届かない。それでも暑くなればダム湖にいつでも泳ぎに行ける。難点はランドリーとスーパーと銭湯が近くにないことくらいかな。そこに住む子どももやおじいさんとも仲良くなれたし、言うことなかったなぁ。

っという感じの楽園で発見した。ああ、思い出したらまた行きたくなってきた。

ちなみにこれは同人誌の１巻に収録したんだけど、それを見た週刊ＳＰＡ！の記者さんが同じことを試したんだって。けれども、水に通さずそのまま巻きタバコとして吸ったために、成分がそのまま強く入ってゲロをぶち撒ける羽目に陥ったらしい。うららかな昼下がりの公園で。

いやあ、道は険しいね、お互い。応援してる。

そういえば、自分もそれを吸った翌日に冷や汗を洗い流したくなって滝を探したんだ。そしたらちょうどいい滝がちょうどいい場所に見つかって、誰もいないから素っ裸でその滝に打たれたんだ。

でもなぜかその滝の水しぶきからシャンプーの匂いがする。どうしてか知りたくて滝の上、その沢を登っていったら、なんとずいぶん立派なし尿処理施設（おしっこやうんこなどを処理する施設）が鎮座ましましていて、自分は今さっきうんこ処理した排水で体を洗っていたことを知った。くそショックで大笑いしてしまった。

【ハーブ／雑草編】

草名：アジサイ

遊びか薬か：遊

毒成分、不明。

2年に1回くらいのペースでアジサイ中毒が起こっているらしい。エセ高級料亭とかで季節の飾り、添え物として出され、気付かず間違えて食べてしまうケースがままあるようだ。

死んだ人はいない。そこまでの毒ではない。潰すと青酸が発生するようだからその毒だろうと予想されていたが、含まれる青酸配糖体アミグダリンの量は非常に少ない。こんな量で本当に中毒を起こせるのか？

その疑問は長らく放置されていた。しかしつい最近、別の

形状・特徴

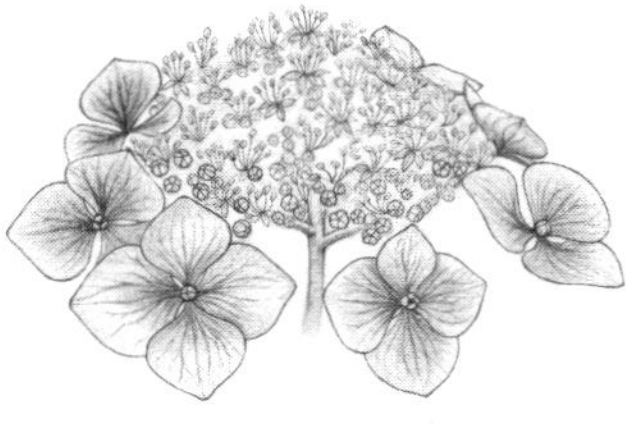

・花に見えているのは萼片（がくへん）。イチゴを食べるときに残す緑色の部分。

・葉によくカタツムリが乗っているイメージがあるが、葉を食べているわけではない。

・種によって成分の含有量に差があるのか酔わなかった報告も多数ある。

分子構造を持った青酸配糖体をアジサイの中に発見した、という論文が出ていた。おお！　これで晴れて中毒は青酸の仕業だったということに！　カリッこれは青酸ペロ！

しかし、依然としてその他の成分は不明。極めて広く流通している鑑賞花だし、あまり突っ込んで調べて藪蛇出してもなぁみたいな心理なのだろうか。

そしてその心理につけこむようにして、「アジサイにマリファナのような酔う成分が入っている」という情報が。

なん……だと……？

な、悩ましい……っ！

悩ましすぎる。

なんせこの情報にはいくつかの可能性が考えられるからだ。

①ジャンキーにアジサイ中毒を起こさせてやろうという愉快犯の粋な計らい
②本当に含まれているが、青酸を吸ってまで得られるほどの効能ではない
③青酸をごく微量吸うという行為そのものに酩酊作用がある

さてどれだろう。

よし、吸ってみるか。

方法の検討

まず青酸を取り除かねばならない。これは調べたらけっこう簡単みたいだ。なんせ①水に溶けやすい、②揮発性がある、③鉄と結びつきやすい、④チオ硫酸に結びつきやすい、とまあこの4つの特徴が使えそうだからだ。今回は簡単に、磨り潰して青酸をわざと発生させ、3日ほど常温で乾かしてその青酸を飛ばすという工程で行こうと思う。

萼片（花びらに見える部分）に酔う成分が多く含まれているらしい、とのことなので、萼片を使う。ただし季節は秋。アジサイなんて咲いているのかという疑問を持ちながら近所のスーパーまで歩いていく。


いやー、咲いているではないか。

秋咲きのアジサイなんてあるんだねー。

管理もされておらず雑草のように生えていたので、少しだけ頂戴する。

家に帰ってコップとのし棒でゴツゴツ砕くと、青臭さを煮詰めたような匂いがふわりと飛んでくる。漫画でよくあるような青酸のアーモンドの花の香りとは似ても似つかないような匂いだった。しかしその匂いを嗅ぐやいなや、自分だけでなく同居人にも顕著な異常が現れた。

頭がジンジンしてきたのだ。この、なんというか、脳みそを茶巾で絞られるような感覚。これこそまさにマリファナの吸い始めと一緒ではないか！

これは期待が持てるとばかりに窓際で乾かし、風で庭に全部ぶちまけ、泣きながらもう1回摘んできて乾かし、自作の水パイプで吸ってみた。

吸飲結果

とても、おいしい。

他のタバコ等と比較しても上品であろう煙が漂う。さながら乾かした干し草のような。しかもタイムをちょこっと混ぜたおかげか、じわじわと燃えてくれて火が消えることがない。10分くらい火を足すことなく吸い続けることができ、最後まで吸いきった時には真っ白な灰になって燃え尽きていた。とても素晴らしい喫煙体験だった。

意識：ふわっとぼんやり系。深くは入らない

目（視覚）：コマ数が落ちている？

手（触覚）：のぼせているような感じ？
舌（味覚）：炭酸ジュース超うまい。お菓子もおいしい
耳（聴覚）：ＫＯＫＩＡの「ありがとう……」って曲に涙を流した。感度上昇
鼻（嗅覚）：特になし

肝心の精神的作用はというと……

うーん。弱いマリファナのような効果？

少なくともダウナー。炭酸ジュースが美味しく感じたりお菓子がやたらおいしかったりしたのでマンチは発生している。もっと追い焚きしたらもっとキマるのかもしれないが、「人体の青酸代謝機能を上回ってしまうから1本が限度」とその情報源には書いてあったので、一応これで留めておく。

でも確かに効果はあった。もっとやってみたい。今度はもっとスマートな方法で。と思いなおしてまた同じスーパー前に行ってみたら、秋咲きの花は全て枯れ切ってしまっていた。残念。

懐古

この時は、１人の非常に面白い女性が「非常食（自分が書いたラノベ）読みましたー」って軽

トラの中に来てくれて、同意のもとアパートを借りて同棲を始めた頃合いだったと思う。もう別れてしまっているので面白かったトンデモな出来事とかの詳細は省くけれども、一個だけ。

当時、神だの天国だのに一切興味のなかった自分は、相変わらず雑草を巻いて炭酸ジュースを飲みながらセメントの荷揚げバイトに精を出していた。社会に復帰したばかりでロクな仕事がなかったことを覚えている。

そんなある日の夜11時。自分が何をしていたかはもう忘れたけれども、彼女が突然「し、心臓が……」と言い出して、すわ心停止かと思ったら、

「我はアマテラスであるぞ」

などと言い出した。

完全にトランスしちゃってるようで、1人2役で芝居（にしか見えない）を始めた。

「あ、天照大神さまですか？　そうじゃアマテラスじゃ最高神じゃ。よ、よくこんな小汚い場所に降臨なされて……　場所はよい。それよりも託宣したいことがある。託宣!?　ちょ、た、助けて1人2役きつい聞き役になって！」

みたいな感じ。当時は本当に気が狂ったかと思った。

そこからたっぷり2時間半。アマテラスを名乗る何者かが適当なことをべらべらべらべら喋くり倒してお帰り遊ばされた。

今ならこのとき何が起こったか大体わかるんだけれども、それはアヤワスカの項（※71Ｐ参照）

で後述するとして、当時は本当にびっくりした。グラウンディングのグの字も知らなかったから、彼女は1ヶ月間フワフワと地に足がつかないままずっと浮きっぱなしだった。

結局のところ、ネットで同じ現象が起こった人たちの集まりを見つけ出して（いるもんだねーこれもびっくりした）、グラウンディングの方法をシェアしてもらって事なきを得た。

ここら辺から、なんだかよくわからない、今までの常識が通用しない世界へと足を踏み入れていくことになる。俺が正気かどうかは読者が判断してくれ。

【キノコ編】
名称：テングタケ（毒）
遊びか薬か：遊

でさ、山登るじゃん。キノコ狩りするじゃん。既に荒らされてるじゃん。毒キノコしかとれないじゃん。
でも裏を返せば、毒キノコは大豊作なわけで。なんとかしてその毒キノコを有効活用できればそこは宝の山なわけで。

というわけで、吸ってみた。

もはや草ですらないっていう。けれども、事前情報だととっても優秀な子らしい。なにせ幻覚譫妄（せんもう）なんやかやがしっかり先人によって確かめられているのだから。

形状・特徴

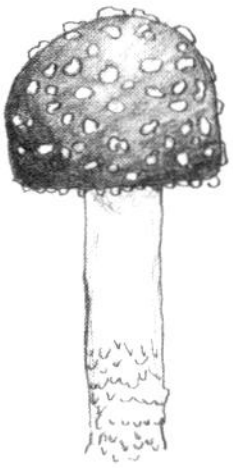

- イボテン酸、ムスカリン、ムッシモールなどの毒を含む。
- 柄の下部にタマゴのような膜、中部にヒダ状の膜がそれぞれある。傘には特徴的なイボイボ。ただし、どれも虫に食べられていたり、雨に溶け落ちていたりするので注意。

今回は趣向を変えて、パンツ一丁でニコニコ生放送しながら吸ったよ。

吸飲結果

うん、草と同じように吸える！

意識：ディレイ発生。恐怖発生。譫妄発生
目（視覚）：光が目を閉じても消えない。補色となっていつまでも残る
手（触覚）：胸から外に向けて熱くなり、発汗する。ただし一定時間が経つと体温が急激に下がって寒くなる。常温のはずの水がものすごく冷たく感じた
舌（味覚）：甘いような旨さが唇から舌の先にかけて乗ってくる。おそらくこれがイボテン酸の味なのだろう
耳（聴覚）：特になし。耳の内圧がちょっと上がった感じを受けた
鼻（嗅覚）：ものっすごく臭い。あまりの臭さに二度吐いた。いや、臭さに吐いたのか毒物反応で吐いたのか定かではない

結論、これは毒です。

菌臭いし犬臭い。洗ってない犬のにおいがする。

不思議なことに、吐いて脳に毒が回った直後から「どもり」が発生する。あと胸の中心からすごく熱くなっていき、発汗がひどい。瞳孔が開くのか、キャンドルの明かりがすごく明るく見えた。量は茎1本分、乾燥状態で6センチほど。傘部分はほぼなし。

毒性分はイボテン酸。成分が気化する温度に達したと同時にその気体を全量吸ってしまって吐く。その後無理して吸い、2回目吐く。呼吸はゆるく浅くなる。顔に多少ののぼせあり。吐き気は継続する。アレルギーのような症状が出て、鼻水が止まらなくなる。暑さが治まったら今度はめちゃくちゃ寒くなる。肝機能がおかしくなっている？　なんとかしようと風呂に入るも、一滴の水がとんでもなく冷たく感じる。


偶然かもしれないが飼っていたカエルが苦しそうにゲコゲコ鳴いた。幻覚は見えず。記憶力が著しく低下している。瞼が腫れぼったい。ただの常温の水道水が、氷水みたいに冷たい喉越しに感じた。

2時間後にひどい頭痛が1回起きたが、すぐに消えた。吐き気はずっと継続している。空げっぷが数回起きる。相方が真面目な話をしているときに「うわあ怖い！　もしかして悪意を持っているんじゃないだろうか」と被害妄想の初期症状が発生した（ただし気のせいかもしれない）。

翌日、軽い頭痛と吐き気がした。まだ鼻がぐすぐすいっててしかもそれは相方にまで及んでいた。しかし床掃除と換気を徹底的にやったら治まった。急性のアレルギー反応だったのかもしれない。まき散らされた銃の硝煙は服などに長く付着し続けるという話があるけれども、吸ったキノコの毒分子も長いこと付着しているのかもしれない。

し、ただの花粉症かもしれない。

NOTE：毒キノコ

テングタケは、ベニテングタケに比べて約9倍量の毒が含まれている。その通り茎1本でアウトだった。これを喰ったりなんかしたら本当に体を壊すだろう。こんな少量で腎臓肝臓にくるとか……。

毒成分はイボテン酸、ただし今回の摂取方法だとおそらく脱炭酸されてムッシモールになっているだろう。双方γアミノ酪酸（GABA、神経伝達物質のひとつ）の機能を阻害する作用があり、精神錯乱や譫妄状態を引き起こす。譫妄はこんなに少量でも感じることができた。錯乱まではしなかったのは、単に量の問題なのだろう。

ところで、ネット上では馬の面をかぶった人のおかげでベニテングタケを食べる人が急増した。最近では「マリオメーカーのある面をクリアできなかったらベニテングタケ食べる」、みたいな企画も出てきてうれしい限りだ。単純に実験数、標本数が増える。中毒症状の参考になる。

しかし、ほとんどどの例を見てもトリップしたとは報告されていない。トリップした話はインディオとかデーン人の海賊とか、伝説レベルの不確かなソースしか当たれない。

このことから推測するに、①嘘。イボテン酸でトリップはできない　②トリップするには何らかの条件が必要　③トリップと言っても幻覚系ではない　④ホントはめちゃくちゃキモチイイのだがそんなこと言うと乱獲されるためみんな気持ち悪いＢＡＤだと流言している。

さあどーれだ。大穴で④かな。

懐古

こういうことをやっていると、同好の士がたくさん現れては情報を下さる。たとえばチョウセンアサガオの使用法。トゲトゲの実を取って、中の白いところだけを食べ、よく噛み、飲み下す。きっかり20分経ったら吐く。そうすると丁度良く有効成分が体内に入るのだそうだ。もちろんマネしないでね。

そんな感じでテングタケのやり方も小耳に挟んだ。なんと愛好家は、その1回のトリップのために5日間断食するのだそうだ。愛好すぎるだろう。やばいな。しかもテングタケはダメで、ベニテングタケでなくてはならないそうだ。やっぱり赤い傘と黒い傘では有効成分が違うのだろうね。マリオだってキノコの色違いで大きくなるか死ぬかするもの。できるものなら1アップするキノコを吸いたいものだ。

あと、帯広中央公園の隅に大量に群生しているのを発見した。極めてみたい人は一路10月の北海道へ行ってみるといいかもね。断食して見られるようになるというのはおそらく絶食によりモノアミン酸化酵素が胃腸からなくなり、含まれているトリプタミン類が効果を現すからだろうと思う。ベニテングタケにもＤＭＴが含まれているので、その幻覚作用が発現するのでは？

【木の実編】

名称：ジュニパーベリー（実）

遊びか薬か：遊

ジュニパーという杉に似た木がある。現地の人はその木の葉や枝を生のまま焚火に突っ込み、その煙を浴びるらしい。効能は「神との対話」。

……いやいやいやそんな実を普通に売っていいの!?

でも香味料として流通しているんだからまあ大丈夫なのだろう。お上判断としては。

で、よくよく調べてみると発芽に５年かかるらしい。そりゃ育てようとする人も少ないわな。試しに濡れた

形状・特徴

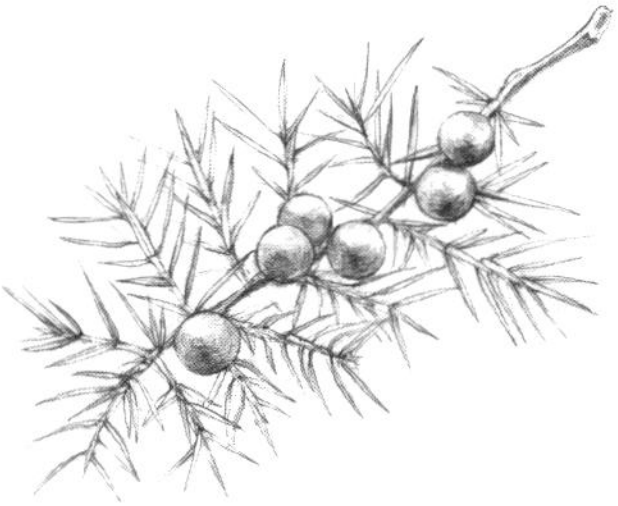

・西洋杜松（セイヨウネズ）と呼ばれ、ヒノキ科ビャクシン属の針葉樹。ジンの香りづけに使われることで有名。

・人類が使用した最古級のハーブで悪霊祓いや避妊、クセの強い肉の香りづけなどに用いられていた。

ティッシュの上に実を置いてみたのだが、1ヶ月経っても何らの変化もない。常温放置なのに腐った様子もなく、カッターで身を割って中の種をみてみたら「え？　発芽？」みたいな顔していたので捨てた。

葉っぱを吸うのは海の向こうに旅行する必要がある。おそらく種にそういう成分が含まれていないからハーブとして流通できているのだろう。ケシと一緒で。

……本当に？

実際に吸ってみた。

吸飲結果

意識：後述
目（視覚）：左右の焦点がフワフワずれる
手（触覚）：特になし
舌（味覚）：辛い
耳（聴覚）：特になし
鼻（嗅覚）：焚火にいぶされた感

まず臭い。松ヤニくさい。実を切るとネバっとしたいかにも針葉樹って感じのヤニが出てくる。松ヤニは松ぼっくりが着火剤につかわれるように、これはよく燃えるだろうなあと予感させる。

というわけで、1粒をカッターで2つか3つくらいにして、紙巻きたばこにしてみた。助燃材にタイムをパラリと添えて巻く。いや、巻くというよりはギュッと押して成形するといった形だ。何しろ粘っこいので思った通りの形に変形してくれる。ではワクワクの着火……。

しかしこれが燃えない。予想外に燃えない。どんなに炙っても焦げるだけで、助燃材として入れたタイムばっかり燃えやがる。

仕方ないので計画変更。筒キセルに入れる。

しかしまたここで失敗。詰めれば詰めるほど入るもんだから、空気穴がなくなってしまった。コンロで燃やし、炭にして掻き出す。

「現地では葉や枝を焚火の燃えさしにくべて、その煙を嗅いで幻覚を見る」と記述にはあった。旧約聖書のモーゼさんもやったやり方だ。なので、炭にする過程で出た煙を嗅いでみる。

ウォエッッ！

嗅げるかこんなもん！

ほんのちょっとで目に沁みて痛いし喉にくる。針葉樹で焚火したときに出るあの大量の煙に巻かれた経験があれば、それを思い出してくれればいい。これを耐えて吸うのは本気でつらい。

三度目の正直でコツをつかんだのか、なんとかいい具合に詰めて吸うことに成功した。最初は水分が多く含まれているためにマイルドな煙が出てくる。これは辛くない。いかにも針葉樹の実って感じの匂いがする。

水分が飛んでしまうと若干甘辛くなる。ここらへんからゆっくりと舌や喉に刺激がくるようになる。煙として美味しいかと言われれば、人による、としか言えない。よく言って香味、悪く言えば焚火だ。

煙が出るか出ないかのスレスレで吸うと、辛すぎてガマン大会になる。そもそもタバコ自体実は苦手なので、我慢しすぎてゲロ吐きそうになった。ただしテングタケのように吐き気が継続することはない。


15分後。

肝心の幻覚の効果はというと、呼吸に合わせて右と左の像がずれるかな、くらいの弱い効果だった。他には落ち着いたリラックス効果や、吸った直後にちょっとハイになったかな程度。しかし、確かに何かがある。もっともっと焚けば違ったんだろうけれども、これ以上やってもなぁ。肺が松ヤニでねちょりそう。

結論としては、幻覚を見せる成分を特定してエタノールか何かで抽出してやる案件だと感じた。

吸った直後にこうして書いている時点でお察しだろう。以上！

追記：口臭がとても爽やかになった。森林。腎臓に働きかける何かがある。利尿作用は確認できた。

追追記：おかしい。眠れない。

眠ろうとしたら入眠時の夢がめちゃくちゃ怖くて起きてしまう。冷汗が背中にじっとりと浮き、手足がピンと突っ張る。

匂いにとても敏感になる。闇が怖い。部屋の中の黒がやたら目に留まる。

それでも朝4時だったということも手伝って4回目のトライでようやく眠れる。しかし本格的に見た夢の怖いこと怖いこと。フェリーの乗客が1人1人殺されていき、探偵が推理する現場に居合わせたのだが、殺される恐怖と殺す恐怖と推理で当てられ吊るし上げられる恐怖が全部混じった恐怖が襲ってきて、朝に飛び起きてしまった。結局3～4時間くらいしか眠れなかった。それでも暴露療法じみた効果があったのか、翌日以降すっきりさっぱりとはしていた。

翌日のうんこは利尿作用が強すぎたためか、ウサギのフンみたいにコロコロと固かった。

懐古

自分カレーが好きでよく作るんだけど、数こなして作っていく中で、中毒カレーって名付けた最強カレーのレシピができたんだわ。

要は、人が中毒（俗語で依存の意味）になりやすいもの、つまり糖、油、ダシをふんだんに使って乳化させ、さらに獣肉に香味を足して食欲を爆発させる技をカレーに応用したものなんだ。

その日も中毒カレーの完成度を高めるべく様々な香辛料をぶち込んでいた。で、その中についうっかりジュニパーベリー粉を入れてしまったんだな。大鍋に3粒ほど。

そうしたら、そのカレーを食べた彼女が「なんか……何か変!!」と何かしらの異変を訴えてきた。どうしたどうしたと寝室に行くと、手がプルプル震えている。目を閉じさせると、ゆっくりと左右に眼球が動いているのがわかった。「左右に動かしてる？」と聞くと、「ううん。ってか私の眼球左右に動いてるの？」と返ってきた。

調べてみるに、どうやら手の震えは振戦（しんせん）、眼球の動きは眼振（がんしん）という名前がついていることがわかった。わかったところでどうしようもない。自分も食べたけど何もなかったから、とりあえず見守ることに。

するとしばらくして、「わかった！　わかったわ！　この酔いの操作方法！」というヘウレーカ（理解の快哉）が聞こえた。

「まず目を閉じて、額の前に小さな光輝く粒を意識する。そしてその粒をゆっくり頭頂から後頭部へとスライドさせていって、脊髄を下るようにして移動させると、とっても気持ちいい……！」

とのことだった。さすがだ。

この頃になると彼女はもうグラウンディングも習得し、周辺知識もかき集めてある程度まで操作できるようになっていたと思う。一方自分はそういうのに全く理解を示さなかった。見えないものはないものと一緒――、思うと大変もったいないことをしていた。

この頃になると、自分が今いったい何をやっているのかが、おぼろげながら分かりはじめてきていた。

外丹法。ドラッグヨガ。歴史の闇に葬られた、外法（げほう）の技だ。

知らず、これを現代に復古させようとしていた。

【ハーブ／雑草編】

草名：ホーリーバジル

遊びか薬か：㊫

「ホーリーバジルはもう試した？」

ハーブ仲間からそう言われたのは去年だった。

ホーリーバジル。別名ガパオ。

もう名前からしてあれやん。ねえ？

何がどんくらいホーリーじみてるんだろうとわくわくドキドキ、期待に胸を膨らませ、10月に種を買って8ヶ月育ててようやく吸える日が来た。

食用になるハーブは、漢方で言うところの「上薬（じょうやく）」、つまり大量に摂取しても人体にさほど害のない類のものだ。

しかしそれだからこそ、大量に吸ってみないと効果のほど

形状・特徴

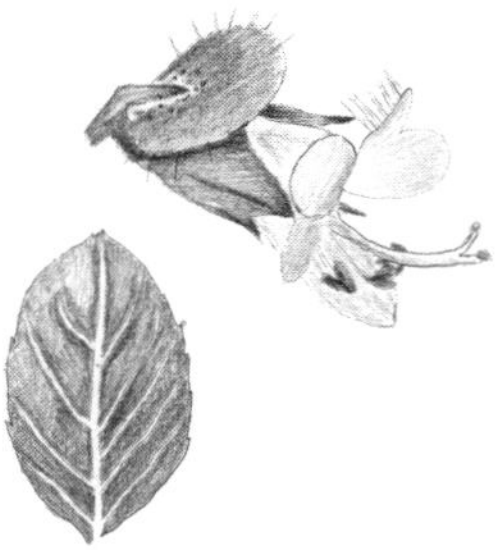

・和名カミメボウキ（神目箒）。シソ科一般の草体をしている。花は小さく薄紫色。葉は鋸歯があり、こするとクローブのような香りがする。味よし、薬効よし。

・ヴィシュヌ神がすべての魂を救うために荒れ狂う海の中から創り出したとされる。

が分からないものも多い。

というわけで、筒キセルを大改造。生の葉っぱを一度に大量に吸えるようにした。

名付けて『ガスジューサー』！

……ほんとは種撒いて3ヶ月経たず育ってたんだけど、このアイデアが出るまで試しづらかったんだよね。いざ肺いっぱい吸い込もう！

吸飲結果

腹が減る。

まじか、こんな効果ありかwwwと思わず草も生えるほどの腹の減りようだった。

昼に二郎喰ってるんだよ？　ニンニクマシマシヤサイでさ。そんな腹減るわけないじゃん。でも減った。

しょうがないから常備してたカップ焼きそばごつ盛りに卵かけて喰った。

それでも腹減った。

胃はたしかに満腹感を訴えているんだ。もう入らないってくらい詰めたよねお前何考えてんのって半ば責めるように訴えかけてる。けど脳みそはお腹すいた〜お腹すいた〜ってほざいてる。そんな妙ちくりんな状態になった。ハラヘリアラームは人体に2つ備わってるんだね。びっくりした。

ちなみに匂いはね、吸う前はアゲハの幼虫の舌に似てて、火入れ後は上品なクローブ系香辛料。吸い終わったあとの吸い殻はアールグレイの紅茶のような香りが漂っていた。

意識：腹が減る。めちゃくちゃ何かを食いたくなる
目（視覚）：特になし
手（触覚）：特になし
舌（味覚）：痺れる。クローブみたい
耳（聴覚）：自分の声が若干遠いかな？
鼻（嗅覚）：特になし

今回4本くらいまとめて吸ったんだけど、これが2本だったらとても適切に薬として働いたんじゃないかな。そんな気がする。

でもさ、腹が減るってよく考えたらすごいことのような気がする。だって「食欲がない」って、万病と相互関係にあるよね。夏の暑さにやられて食欲がないと、すぐに夏バテになる。逆に、何かの病気で食欲がなくなることもある。その場合病気は長引く。

余命3ヶ月のガン患者が無理してでも毎日食べることで1年生きた例もあるし。食欲を出すって、けっこうなシーンで重要になってくるんじゃないかな。

ホーリーバジルに副作用は今のところ見当たらない。だからもしかすると……バジルに続く煙薬認定か？

NOTE：ホーリーバジル

ガパオ、トゥルシー、カミメボウキ、Ocimum tenuiflorum などの名で呼ばれるその草は、タイでちょっと持ち上げられ過ぎじゃないかってほど重宝され有難がられている。

宗教、医療などの分野で欠かせない素材であり、どの家の庭にも生えている。トゥルシーのための儀式があり、トゥルシーの茎や根で作った数珠（ジャパ・マーラー）をつけ、トゥルシーへの礼拝とともに儀礼のランプが灯される。さっきからトゥルシートゥルシー言ってるが、これは「比類なき者」という意味だ。

調べてみると確かにオイゲノールが高い濃度含まれており、舌が痺れたのはそれのせいだろう。精油を採る原料草としても使われ、4本も摘めば玄関がその香気で満たされるほどだった。アーユルヴェーダでは一種の不老不死の薬として見なされている。

その効果・効能についてはよく研究され、異なった体内プロセス間のバランスをとりストレス耐性を高める「アダプトゲン」として知られている。

風邪、頭痛、胃の症状、炎症、心臓病、種々の中毒、マラリアなどに対し、粉末で、生で、ギー（バターオイル）と混ぜてなど広く使用され、タイの人々の生活になくてはならないものになっている。

そのためか、亜種に対してとてもたくさんの名前がついている。葉が緑色だと「Lakshmi tulsi」、そのなかでも薄緑の少し大きい葉は「Rama tulsi」、濃緑の葉は「Shyama tulsi」と分けられ、紫色の葉を持つものは「Krishna tulsi」と呼ばれる。

今回吸ったのはラマ・トゥルシーだった。もしかしたら他のトゥルシーはもっと違った吸い口になるのかもしれないね。

懐古

精神、という言葉が入ってきたのは明治になってからという話がある。昔の人はそこまで肉体と精神を切り分けて論じなかったとみえる。だからか、本草学にしろアイヌの植物知識にしろ今回のトゥルシーにせよ、高尚な名前がついて現地人に崇め奉られているからって向精神的な草だとは限らない。薬になるものは全て崇められるから。今回はそれを学んだ。大麻と同じ扱いだったからイケると思ったんだけどなー。

このときくらいから、市民農園を借りて畑を耕し始めた。トゥルシーは、その畑で採れた最初の収穫物だ。この畑がなにぶん遠く、見に行くのが億劫になってすぐに雑草にまみれてしまった。農に携わるものとして情けないかぎりだ。

【植物の種編】

草名：アサガオ

遊びか薬か：遊

「大丈夫大丈夫大丈夫大丈夫大丈夫大丈夫大丈夫大丈夫大丈夫大丈夫大丈夫大丈夫大丈夫大丈夫大丈夫大丈夫大丈夫大丈夫大丈夫……」

　ちっとも大丈夫じゃないね。うずくまりながらずーーっとそう呟き続ける隣人を横目で見ながら、チキチキ耐久精神レースを12時間ほど行っていた。

　ハワイアンベイビーウッドローズ、いわゆるアサガオの種だ。中でも一等強力な種。

　有効成分はＬＳＡ。彼女が持ってきてくれたので、おっしゃそんならやろうぜとほいほい気軽に手を出してしまったのが運の尽きだった。

形状・特徴

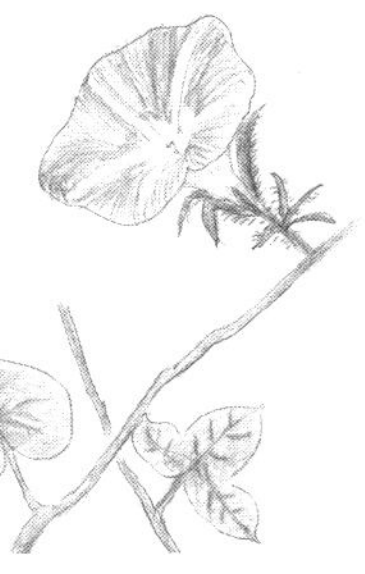

・種にＬＳＡ。共生している菌が生産している。

・吐き気止め必須。市販の種は薬がかかっていて食べられない。チョウセンアサガオとは成分も種も違うので注意。

摂取結果

意識：12時間ものあいだ明瞭な鋭敏さと吐き気がくる
目（視覚）：閉眼のみだがＤＭＴでも咳止めでも見られない特殊な幻覚が生じる
手（触覚）：体全身のしびれ、あと吐くほどではないが継続する気持ち悪さ
舌（味覚）：特になし
耳（聴覚）：ビィン！　ビィン！　と世界をまたぐときのノイズが発生
鼻（嗅覚）：特になし

特殊な幻覚。まずＬＳＤと似通っている点がいくつもある。気の感覚が得られるとか、関連妄想とか、過覚醒とか。視床下部活性系と思しき特徴がいくつも見られた。これらの点からいっそ劣化ＬＳＤと言ってもいいと思う。

特に閉眼幻視はかなり特殊だった。まずphosphene、つまり瞼の裏の模様が現れる。それがロールシャッハ的に何の絵柄なのかという問いかけが行われる。自分のその場のノリで「この模様は多分フクロウじゃないかな」と決めつけると、その模様がまさに思い描いたフクロウのように切り替わっていく。さらに「おっ、ナスカの地上絵みたい」と思うと、そのフクロウがナスカを模

した紋様に切り替わっていき、フクロウ紋様の繰り返しによるアーチが出来上がっていった。

今までDMTで見ていた幻覚の種類とは全く違う。無意味模様↓想起↓意味の形成↓紋様の形成という能動的な一連の流れが明確にある。

ただ、それだけに、その日の精神コンディションが極めて大きく関わってくるのだろう。どんなサイケデリクスでもそうだけれども、これは特にそうだと思った。

隣人は隣でうずくまり、それまで抑圧していた様々なネガティブな感情の爆発的増幅に晒されて今にも消えそうなくらい瀕死だった。自分は「大丈夫！　いてくれるだけでいいんだ！　いてくれるだけで、存在が赦されているんだ、ありがとう、ありがとういてくれて！」みたいなこっぱずかしいことを酔いに任せて必死で呼びかけていたが、届いていたかどうかは分からない。余計なお世話だったかもしれない。

そうそう。12時間もあったもんだからいろんなことを試せたんだった。

たとえば、作りかけの小屋でやったんだけど、隣で畑を耕している友達に話しかけてみたりとか。折悪しくそいつ、直前にじゃがいもをウイルスで全部ダメにしていてくっそ落ち込んでいて、なんか変なヤバいものが体から滲み出しているのが分かった。

スピった話になるが、そいつの家系はみんな、感情がネガティブになるとなんか変なもんが出る。自分がきちんとグラウンディングできてないときにその彼らから出てるものにさらされると、過呼吸になったり頭がガンガン痛くなったり気持ち悪さで吐いたりする。平常時でもそういうものが出ているのが分かるほど強烈なのに、ＬＳＡで敏感になっているときに喰らったもんだからもう大変だった！　やめろっつってんのに本人に自覚がないもんだからほれほれーって近寄ってきてめっちゃ喰らうし。いや楽しいけどね？　そういうのも（笑）。

この経験から、かなり重要な示唆を得た。人酔いや人疲れというものは、こういう誰かから出たものを知らずに喰らってしまっているのでは？　ストレスの一種と一括りにしてしまいがちだけど、この「人から出ている何か」を喰らわないようにする術があるのであれば、極めて有効なストレス根治方法になり得る。そう感じた。

他にも楽しい経験はたくさんあった。色々なものを脳内に描いてみようと能動的な想像をしてみたんだけれども、過去を思い出そうとして写真の左半分しか映像化できなかったり（右側はどう頑張っても真っ白）、変なキャラクターが割り込んできたりした。想像と想像の境目をまたぐときに「ビィンッ！」っていう張り詰めた弦を爪弾くような音が聞こえたりね。まあー特殊だった。そうそう、気功とかとすごく相性が良かったよ。７時間目くらいからずっと気を練ってた。

飲み方

ハワイアンベイビーウッドローズ８粒をイワタニのミルサーで熱を加えないように丁寧に粉にし、光に当てないように一杯の水に溶かした。

かき混ぜて10分待ち、沈殿したのを見て上澄みを移し、半分に割って２人で飲んだ。このときに一緒にモクロベミドも３００ミリグラム服用した。

今から思えば強すぎて不快だったし、するってえとモクロベミドは不要だった気もする。

ＬＳＡは不安定な物質なので、日光や熱を避けること。危惧されていたファルビチンによる下痢は一切起こらず、逆にちょっと便が固くなった。もう１回やりたいかというと、目的がない限りはやりたいとは思えないかな。でも体験してよかった！

NOTE：LSA

リゼルグ酸アミド。幻覚を見せる強さはＬＳＤの５～10％しかない。しかしＬＳＤ自体がものすごく少量で効くのでＬＳＡも強い。アサガオの種に入っていて、南メキシコの原住民が儀式に使用するオロリウキという種類もある。オロリウキは10個、ウッドローズなら４～８個でＬＳＤ１００マイクログラム相当になる。

この物質は特殊な合成経路をたどっていて、それなのに菌界と植物界の両方から発見されている。これはけっこう不思議なことだったんだけど、最近になってアサガオの葉の分泌腺に共生する菌が生成していることが判明した。しかもこの菌は種子にも潜り込んで次代へ伝播されるという。すごい仕組みだ。

懐古

その辺に生えているアサガオでもこれはできるので、道端でアサガオの花を見るたびに「あ～いつかはやってみたいけどなぁ～」と思い続けて3年経ってしまってからのこれだった。あまりいい話は聞かないし、下痢が強く出ると聞いていたからだ。予想通りいい感じではなかったけれども、ごく少数ながらこれがいいという人もいる。特殊なセッティングや調合方法があるのか、それとも彼の人のメンタルが面白いことになっているのかは知らない。

手に入るものの中で一番身近なんじゃないだろうか。ヘブンリーブルーという名前の種がハワイアンウッドローズ、オロリウキに次いで強く、春になるとどのホームセンターにも普通に売っている。ヘブンリー……。名付け親は食べたんだろうな～（笑）

ところで、次に説明するアカシア類との幻覚の違いから、人の認知に関するけっこう重要な概念がポップした。

自分はそれに「能動的観測／受動的観測」という名前を付けた。

幻覚には複数種類あり、自分の想像力で形を変えていくものと、全く何も考えずとも目で見るようにして展開するものがある。想像力を使うものを能動的観測、目で見るような幻覚を受動的観測と名付けてみた。それでいくとこのＬＳＡは能動的観測で、自分の思った通りに展開される。だから直前にスプラッタホラーとか鑑賞していたりすると地獄が展開されるし、嫌なことが続いてメンタルセットが悪くなっているとドツボにハマる。

このとき隣人さんはドツボにハマっていたようだ。

【ハーブ／雑草編】

草名：マリファニリャ（ヤクモソウ）

遊びか薬か：遊

代替ドラッグクラスタでは知らぬ者はいないくらい有名なこのマリファニリャ。日本名：益母草（ヤクモソウ）。

しかし、実際に吸ってみた経験のある人の少ないこと少ないこと。その少ない体験談をまとめると、以下のような感じだ。

・50倍に濃縮するとマリファナと同じ！

・入りは同じだが、確かに「違うところ」に連れて行ってくれる予感がした

形状・特徴

・Leonotis Leonurus。カエンキセワタ、ライオンズテール、Wild daggaとも。花はオレンジ、極めて鋭い萼に守られており、よく手に刺さる。未開地では結核や赤痢の治療に使われる。

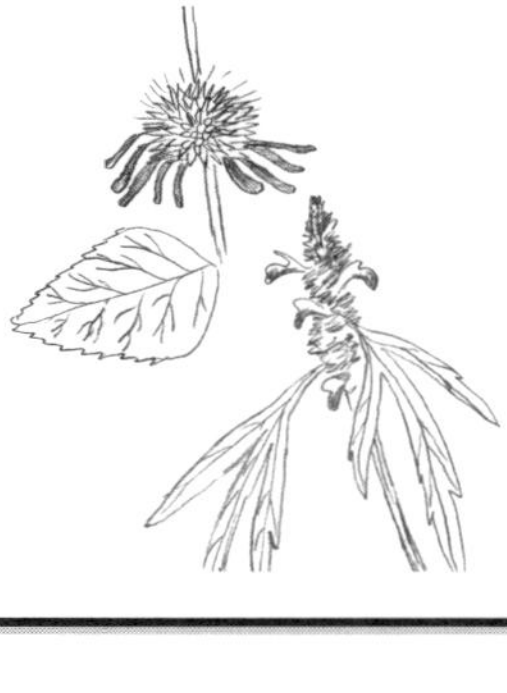

・Leonurus Sibiricus。葉の切れ込みが深く、シソっぽい花の付き方。花はピンク～紫色。Chinese Mother wort、Marihuanillaなどとも呼ばれるらしいが定かではない。

とまあ、比較的肯定的な意見が散見された。漢方的にも上薬とされ、体に害もなさそうに見える。
でもさ、実際どうなの？
吸ってみようじゃないか！

入手方法は簡単。Fair Dinkum Seedsというオーストラリアのサイトからpaypalで購入。クレジットカード対応なので、ブラウザに英語翻訳機能さえあれば誰でも簡単に購入できる。一番有効成分が入っているであろう花の部分ばかり集めたパケが５００円というのだから驚きだ。ただし大量に吸わないと効果がないらしいから気をつけよう。

花はオレンジ色。１００枚１００円とかで売ってるチャック付き小袋で送られてきた。

自作のパイプにその花をぎゅう詰めにして吸ってみる。

吸い心地は悪くない。むしろ強い花の香りがあって素敵だ。葉っぱと違ってすぐに燃え尽きてしまう。何か補助剤があった方がいいかもしれない、と感じた。

吸飲結果

意識：固まる感じ。ＣＢＤオイルに似ていると言えば似ている
目（視覚）：なんと「曲がり」が発生！

手（触覚）：鈍感になり、運動が遅くなる
舌（味覚）：炭酸ジュース変わらず。お菓子も特に美味しさ変わらず
耳（聴覚）：４７０hzという曲が素晴らしい？
鼻（嗅覚）：特になし

まず知覚したのが、キーボードが陰陽玉のように曲がることだ。まさかの曲げ発生。ここでちょっと「おっ!?」となった。右が下、左が上って感じ。

そして運動という運動が全てスローになる。脳みその活動もスローになる。ここら辺がまさに「マリファナと似ている」という意見の根拠となるような部分なのだろう。

しゃべるのが億劫になり、全ての動作が緩慢になる。しかし、しかしだな、いくらスローになったからといってそれで２つを同じとしてしまうのはどうなの？

たとえば違う点としては、マンチ（※食べるものが全て美味しく感じられるマリファナ特有の現象）が発生しない。せっかくマウンテンデューを置いといたのに、全然味が変わってくれない。むしろ炭酸があまり感じられなくなるくらい鈍感になるだけじゃないか。ボンカレーも用意したのに、普通にカレー味というか、全然味がピンとこない。マリファナではこんなことありえない。いや品種によってはありえるかもしれんけど。

抜け際に最後のチャンスと思ってアイスを食べてみたけれど、「ただ冷たいだけの何かを口に運

んでいる」としか感じられずガッカリ。マンチとは真逆というか程遠い感覚だった。胃がムカムカするし、なんか変な麻酔作用みたいなのが働いているのだろうか？

あと際立った発見を箇条書きで並べると、

・目の焦点があわなくなってきた
・複数人でやらないと楽しくない系パーティードラッグの匂いがする
・瞳孔が開いているのか、目を閉じてもずっとまぶしい
・適する音楽はレゲエではない。何も動かない系音楽がいい
・寝ているのか起きているのか分からない状態まで持っていかれる
・記憶野が働いていない。自分がどうやって吸ったのか、どのように主観が変化していったのかを片っ端から忘れていく
・サイケトランスはちょっと起伏がありすぎるか？
・数十分経たないと発動しない。不思議とピークが遅い
・４７０hzという音楽が最も合うように感じたが、適する音楽はもっと掘り下げて調べるべきだろう
・一植物に一音楽がある
・あとちょっとお腹が痛くなるのは後遺症？　思考が散漫になっているのも長く続く。内臓が麻

酔かかったみたいに動かない。胃と腸が不調になる
・抜け際にちょっと頭が痛いのは一酸化炭素の影響かな？　吸い方に一考の余地あり。なんせ大量に吸わないといけないし、濃縮は薬事法に触れるかもしれない

まあ結論として、正直このクサどうしていいか分からない。
「いやいやおまえさんそんなとこに連れてかれても……」みたいな感想だった。ただしっかりと効果はあるので、他の何かと組み合わせるなどしてバランスを整えてやればいいとは感じた。

NOTE：ヤクモソウ

シソ科の二年生草本。メハジキとも。レオヌルス・シビリクス（Leonurus sibiricus）やヤポニカ（japonicus）などが知られており、漢方ではどちらも区別せず益母草としている。Leonurus はギリシャ語で「ライオンの尾」という意味。長い花穂がライオンの尾に見えたためと伝えられている。

和名で火焔被綿（かえんきせわた）と呼ばれているのはレオノティス・レオヌルス（Leonotis leonurus）で、英名はワイルドダッガ（wild dagga）、ライオンズイヤー（Lion's ear）。同じシソ科だが別の属。属名と種名が被ってしまっているためめちゃくちゃ分かりづらい。しかもマリファニリャとしてブラ

ジル辺りで吸われていたのはどうやらこっちの方かも？

有効成分はレオヌリン、レオヌリジン。熱に弱く、普通は散剤や丸剤、薬酒として服用ないし塗布する。

月経不順、めまい、下腹部痛、生理痛、打撲、痔のほか、利尿作用があるので、急性糸球体腎炎にも用いられる。女性の病によく効くらしい。肌や子宮が若返るハーブ。酢や調理酒に浸して日常的に摂取すると、お肌がぷりっぷりになるらしい。子宝にも恵まれるらしい。産前産後の療養にもいいとのこと。

西洋でも、古くはローマ時代からヤクモソウの仲間は重要な薬だったとのこと。心臓によいハーブとされ、「心臓の暗い気を取り去り、楽しく快活で陽気にするためにはこれ以上優れたハーブはない」と、ハーブ療法の古書にも記載されている。

懐古

大収穫祭だった。耕した畑に大量の薬草が並んでいた。もちろん雑草に埋もれてしまったのもいくつかあるけれども、大体は成功といってよかった。

このときちょうど、クラウドファンディングというものについて調べていた。面白い企画を立てて、それに乗っかってくれる人を探してお金を集めるという手法だ。

ということで自分も「世界中の酔える草花を集めて試したい」と真っ向勝負の題を付けて募集をかけてみた。手の届く範囲の雑草だけじゃなく、もっともっと世界中には酔える草花があるはずだと。そう考えたんだ。

しかし残念なことに、どのクラウドファンディングサイトもこれを却下した。なんでやねん。法的にOKな草花で、しかも自分で吸うだけ。その体験レポートを配る、という誰にも迷惑かけない企画なのに。

やってみた今ならすべてわかる。あの人たちがなぜ却下したか。

結局自サイトでファンディングを行い、それは大成功した。畑で採れた草花を数寄者(すきもの)の皆さんに届け、酔ったり酔わなかったりした。

自分たちで手作りの酔いを楽しむ。みんなで研究してみんなで分け合い、和気あいあいとした雰囲気で知識が蓄積していった。それはとても楽しかった。自分が出した成果もいくつかあり、それが誇らしかった。

だけれども次の項のアヤワスカアナログで一定の水準を突破し、取り巻く風景はゆっくりと、しかし劇的にその色を変えていった。

【アヤワスカアナログ編】

草名：アカシア・アクミナータ

遊びか薬か：㊇

当時の編集さんが鬱で倒れ、同年代の友人がゆっくり病んでいき、ついには死者も出始めた。そんな頃合いだった。精神に関わる何か重大なことが起きつつあり、それへの対処法が何一つない。そんな、そんな焦りが裏にあったんだと今は思う。

世界中から酔える草を取り寄せるなかで、気になるものがあった。アヤワスカ、というものだ。もとは南米ペルーのアマゾン奥地で儀式として使用される幻覚茶で、人体の消化酵素を一時的に止め、ＤＭＴという幻覚成分を脳に送るというものだ。

形状・特徴

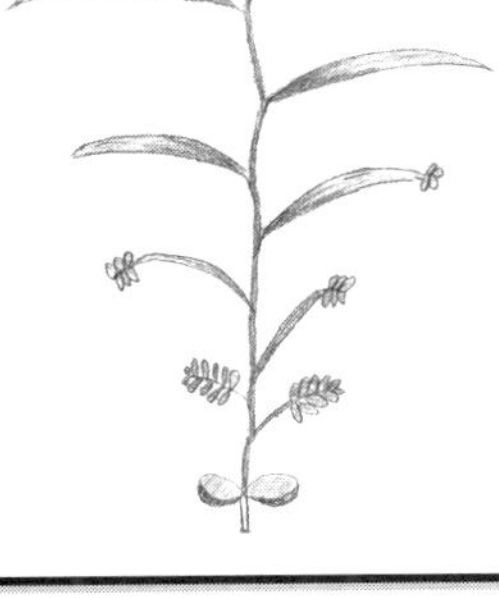

・葉の細い種が一番アルカロイドを含む。他のアカシアと一緒で 100℃の熱湯をかけることで発芽する。なお針葉樹の煙で燻したバーミキュライトを使えば更に発芽率が上がる。

うまくすれば日本にあるものだけでもできそうだったので、種をいくつか取り寄せて育て、消化酵素を止める錠剤と一緒に煎じて飲んでみた。アヤワスカのアナログ（代替品）、それがこの体験だ。以下は当時の記録。

※編集部注
２０２０年３月３日に著者の青井氏が、麻薬及び向精神薬取締法違反幇助容疑で京都府警に逮捕されました。アカシア・コンフサのお茶の原料を販売し、購入者が麻薬であるＤＭＴを含有するお茶を製造し、そのお茶を飲用して麻薬を施用させたことについて麻薬の「製造」及び「施用」を容易にならしめた等の事実での逮捕です。この注意書きを記している２０２０年３月23日時点で青井氏は起訴されておらず、今後、起訴されるのか不起訴になるのか、また起訴されたとして有罪となるかは不透明です。有罪となった場合はアカシア茶を製造し飲むことは違法になりますので、青井氏の記述は体験談として読むに留め、絶対にお茶を飲まないようにしてください。

今のところこれが最も成功したアヤワスカアナログと言っていいだろう。

種から生やしても半年で自分の身長を超えてくるほど成長が早い。含有量が多いので収穫は少なくていい。葉っぱに含まれているので木への負担が少ない。

街路樹や防風林として採用されるほどありふれた植物にもかかわらず、今の今までそんな劇的な効用を隠していたなんて……。過激派テロリストもびっくりだ。

そうそう、クックパッドに作り方載せたんよ。そしたらハーブティー項目内で検索トップ10入りしてて大笑いした。3回くらいレシピの差し戻し喰らったんだけど、めげずに何度も表記を変えて挑戦したら審査通してくれた。ちなみに後述のサボテン（※99P参照）はどうやっても無理だった。ここらへんがクックパッドの倫理のボーダーラインなんだね（ムダ知識）。

将来、これが先人の知恵となる事を祈る。

※現在ではすべて却下され非公開にされている。

見られる幻覚も夕焼けのように美しいものが多く、美意識向上にも役立つ。サボテンやキノコのように怒りを取り払う効果こそ薄いものの、美しさや不思議さではこちらの方が上。あと、「気付きを持って帰りやすい」。目を開けるとシラフに戻っていくから、見当識障害が起こりづらいのだ。

摂取結果

しっっっかりとした手応えを感じた。「あ、これならもういける！　大家としてやっていけるやつや！　すんごいもん見っけてしもた！」って思いがぐるぐる回って錯綜して多幸感ＨＩＧＨに突入した。

飲んでから50分（人によって違うけど自分はいつも50分なんだこれが）でカルチェラタンのステンドグラスのような曼荼羅模様が出てきて、目に来たのはそれでおしまい。あとは目を介さず直接脳に、それも想像力の方にがっつり来て、イメージが精密さを増して暴走する。

より具体的には、意識の底が抜ける。

自分の精神が黒い箱の中に体育座りで入っていると思ってくれていい。その箱の底が、突然抜ける。抜けたら膨らんでいって、風船のようにまるくなる。自分の意識さんはというと、箱の内壁伝いに膨らんだ方へとにゅるにゅる進んでいき、その風船を内側から見ることになる。

そしてその原色。

驚くばかりの美しい世界。

青磁のような、あるいはアヴァロンのような美しい青、そして団欒を思わせる優しいオレンジや赤色が敷き詰められ、ちりばめられ、宇宙船や気球船のような様相を呈している。

それはジョン・ブランブリットさんの描く原色の世界が近い。彼はテキサス在住の盲目の画家で、手触りで絵の具の色がわかるのだそうだ。

自分の内面にこんな素敵な世界があったなんて、と思った。本当に素敵な世界だった。

音は水色の粒になるし、意識はジェットストリームに乗って右上に引き延ばされるし、その濁流を背に滑り落ちるしでこれなんてアトラクション？　ディ[redacted]ニーいらないじゃん！

で、抜け際に空を見た。意識内部の空だ。

額から後頭部にかけて、オレンジから藍色までの秋空のような抜け切った空。本当に素敵な澄み切った空だった。自分はこれをアカシアの世界と名付けた。

さて内面の空が美しい美しいと思っている最中、隣にいた例の彼女が「今夕焼け見てるよね？」と指摘。

ふえっ!?　なんで分かった!?

うちの彼女はオーラが見れる人らしいのだが、聞けば、そのオーラ視の要領で幻覚を覗いたらしい。意識の箱が六方全て閉まってまた格納され、ＤＭＴが抜け切った後、見ていた夕焼け空に近い写真を検索して一緒に見ていた。

世の中には本当に不思議なことがある。まだまだ捨てたもんじゃない。

自分が彼女に、

「ねえねえ、これ、この色合い近くない？」

と適当な青空の画像を見せると、彼女は、

「いやいや、もっと雲ひとつ無かったよ」

と返した。

……。

その通りだ。雲ひとつなかった。

意識：自分自身というものが常時黒い箱の中に収められていて、わずかな感覚器官だけを通して外を覗き見る事ができているんだと悟る

目（視覚）：開眼だとほとんど何も変化なし。目を閉じるとやばい

手（触覚）：縦に引っ張られる感覚を覚える。しかしそのまま引っ張られるだけ引っ張られていい

舌（味覚）：特になし

耳（聴覚）：音が幻覚を引き連れて操作する

鼻（嗅覚）：特になし

NOTE：DMT

ジメチルトリプタミン（DMT、N,N-dimethyltryptamine）や、後述する5－メトキシ－N,N－ジメチルトリプタミン（5-MeO-DMT）はトリプタミン類の原型となるアルカロイド物質で、自然

界に発生する幻覚剤である。熱帯地域や温帯地域の植物、ほ乳類、ある種のヒキガエル、ヒトの脳細胞、血球などに存在する。

　動物植物問わず、いろんなところにこの物質は関与している。

アヤワスカが人に幻覚を見せる主要因となる物質で、人間の脳細胞も極少量ずつ生産しているみたい。一説によると、人が夢を見るのはこのＤＭＴと、後述のハルミン様の物質が同時に脳内で生成されてエンドサイトーシス（細胞外排出）されるからだと。

　ということは、アヤワスカの幻覚ってのは起きているときに白昼夢を見るための手法なのかもしれない。飲んだ後やたらすっきりするのはよく眠ったのと同義だからかもしれない。翌日以降眠りづらくなるのは、ＤＭＴ耐性ができてしまってうまく睡眠導入できないからかもしれない。これはストレス解消にもってこいなだけでなく、なぜ自分が特定の環境でストレスを感じるのかという、その根源に迫る体験だった。

懐古

研究成果が出た。研究会が沸き立った。この時点では海外で行われている主要な組み合わせを試したというだけなのだけれども、そこを基軸にして有志の方々が続々と現れては洗練させていった。

　ワイン醸造の人が来た。卵白清澄で飲みやすくする手法を教えてくれた。

ヨガの人が来た。グラウンディングの適切な教え方をまとめてくれた。

10年選手のドラッグユーザーが来た。丸薬成型の方法と手軽な摂取法を援用してくれた。

ありとあらゆるジャンルの人が現れては知恵を授けてくれ、そうして摂取の仕方が洗練されていった。苦くてすっぱくてまずかった初期のお茶から、そこそこ飲めてしっかり酔えるまで。

それにつれてゴタゴタも多くなっていった。薬の授受は当時の薬事法に違反するんだけれども、それを知らないでやってしまった人が出て掲示板がプチ炎上したりとかした。

法的問題点もしっかり洗い出し、丸薬成型とか薬の授受とかをしないことをしっかりルールとして定めると、自然に安全性も高まっていき、やがてひとつの文化を形成していった。

それとともに、次々と変な能力に目覚める人が出てきた。目を閉じて物体に触るとその物の持つ情報が幾何学模様として伝わる人とか、気の操作ができるようになった人とか、神を名乗る何かがコンタクトを取ってきたと報告する人とか。

全部日常生活に支障のない範囲だから結果的に良かったけれども、いつ完全に狂ってしまった人が出るかと当時はひやひやしながら見守っていたものだ。狂人が出るんであれば自分がまず先陣を切ろうとして週一で飲んだりもしていたが、結局のところ大丈夫だった。方々にさんざん脅されたけれども、グラウンディングの手法を集めておいたのが功を奏したのか、これを書いている今まで何事もなかった。よかったよかった。

【アヤワスカアナログ編】

草名：アカシア・コンフサ

遊びか薬か：薬

さて、昔から日本でもひっそりと楽しまれてきたアヤワスカアナログがある。それがこのアカシア根皮（こんぴ）だ。

ＡＣＲＢ（アカシアコンフサ・ルートバーク）とも呼ばれ、ハワイや台湾なんかで生産されている。生産されているといってもそこら辺に雑木として生えている木の根っこをそこら辺の人に金握らせて削ってるだけだと思うけれども。

その証拠に、eBay伝いで買った人の中にはどう考えてもアカシアじゃないナツメグ系の根っこを送られた人もいるみたい。在庫がなかったのか本気で間違えたんか知らんけど、致死量15グラムだからね。死ぬわそんなん。

形状・特徴

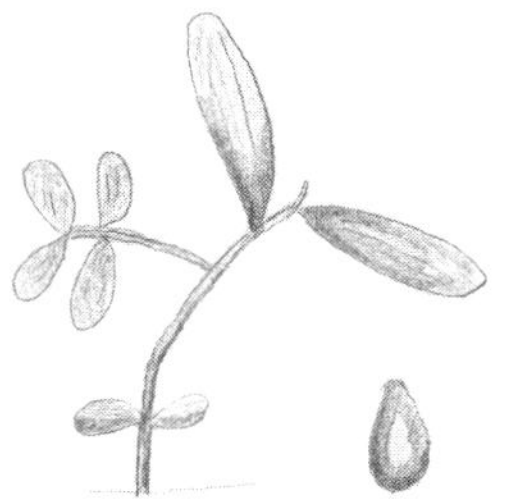

・他のアカシアに比べて早く単葉になる。根の皮だけでなく、幹の皮にも多量のアルカロイドが含まれる。

・種は沸騰した湯で発芽する。たまにこうなるので→ 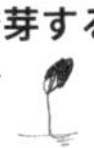 霧吹きで濡らしてピンセットでつまんで抜いてやるとよい。

じゃあ、飲んでみようか。
一度に飲むとその吐き気に耐えられずリバースしてしまうので、ちびちび飲もうとする。が。

まっっっず!!

ガチで飲めたもんじゃないレベルのマズさ。渋い渋い。サボテンの3分の1くらいはマズい。なのでもう一気に飲み下す。

※編集部注
2020年3月3日に著者の青井氏が、麻薬及び向精神薬取締法違反幇助容疑で京都府警に逮捕されました。アカシア・コンフサのお茶の原料を販売し、購入者が麻薬であるDMTを含有するお茶を製造し、そのお茶を飲用して麻薬を施用させたことについて麻薬の「製造」及び「施用」を容易にならしめた等の事実での逮捕です。この注意書きを記している2020年3月23日時点で青井氏は起訴されておらず、今後、起訴されるのか不起訴になるのか、また起訴されたとして有罪となるかは不透明です。有罪となった場合はアカシア茶を製造し飲むことは違法になりますので、青井氏の記述は体験談として読むに留め、絶対にお茶を飲まないようにしてください。

摂取結果

吐いた。ものの見事に。

あまりの濃さに50分を待たずにリバースした。吐き気止めのナウゼリンも飲んだのだがあまり意味はなかったように思う。

ベッドから頭を下ろしつつ吐いたので、頭に血が上った。上った血に有効成分がたんまり入っていたんだろうね。完っ全に脳内に回ってしまった。

そこからの40分はもう……。「あ、分裂病ってこんな感じなんだ」みたいな。分裂病って言葉はなくなって久しいけど、自我が分裂して重複するあの感じは分裂病としか言い得ない。


たとえば、ちょっと部屋が寒かったから暖房をつけようとする。目を開ける。
※同時に「流れに身を任せるんだ」と思いついて目を閉じる。
何のために目を開けたんだっけ？　と思い出そうとして何の関係もない過去を思い出す。

本を書くために何か持って帰らないと、と思いついて幻覚の世界に身を投じる。

ここで寒さを思い出してまた目を開ける。

（※に戻る。最低5ループ）

分裂した全員が寒さを訴えることでループを脱出し、エアコンエアコン、と体を起こす。必死でエアコンをつける。しかし運転切替というボタンが何を意味するのかさっぱりわからない。

OEV（オープンアイビジョン、開眼幻視）が見え始めて感動。運転切替の意味がわかりかける。これをうまいこと暖房にしなければ暖かくならない。でも暗くてリモコンの画面が見えない。

携帯の明かりで照らすも、やっぱりよく見えない。

もういいや、と思ってエアコン切って寝る。

いつものアカシアの世界。しかし今回は完全に自我が崩壊した状態でのセッション。ベッドに接している部分が押し潰されたように痛い。

いやー、慣れた頃合いが一番危ないね。何の目的もなく、ただ新しい組み合わせを試したいってだけで飲むのは油断を招く。寝心地はもっと確認すべきだったし、温度もエアコンつけとけば良かったし、マズくてもちびちび飲めば良かった。唯一褒めたいのはリバース用の洗面器を枕元に置いておいたことだ。

ただ、入った世界はすごかった。いつものアカシア世界観のさらに奥まったところ。古つわものが言っていた「本物の自我」とやらもそこで捕まえかけたように思えたが、じゃあ捕まえた主体は誰なん？　って疑念が湧いた途端に捕まえた何かはするりと抜けて、さらに奥の方まで逃げていってしまった。残念。

胃の中が空っぽだったからか、40分も経てばすっかり幻覚は消え去ってしまった。ふがいない。ふがふが。

NOTE：モクロベミド

オーロリクス、マネリクス、トリマ、ジェンRx、アポ・モクロベミドなどの名前で売られているMAO－A阻害薬（RIMAとも）。MAOはモノアミン酸化酵素の略で、RIMAはReverse Inhibitor（可逆性）というのを強調した略語。食事制限が必要ないと謳っているが、飲み続けることでMAO－Bも阻害するようになったとしか思えないような現象が時折発生するため食事制限はした方がいい。

以前油断して、まだ薬の効果が切れていないのにカフェイン入り炭酸を飲んでしまったことがある。そのときは譫妄にとらわれ、道行く人が全員自分を殺そうとしてくるんじゃないかという被害妄想が出、自殺衝動が発生し、本当に怖かった。

帰ってよく寝てMさん特選のお笑い番組を見続けて、さらにバナナ牛乳を飲んでセロトニンを出す努力を最大限したことで回復したが、元に戻らなかったらと思うと本当に怖かった。食事制限は手を抜いちゃダメ。

（ただし、このときはマンギウム種というアカシアの別種で試したため、その種の特異的な作用だった可能性もある。結局マンギウム種ではトリップできず、煩悶とした2時間を過ごした。アカシアは種によって含有量が大きく変わってくる植物らしく、後述するクリプトーファン栽培法を半年行ってもダメだった）


ＭＡＯ阻害剤は他にもハルマンアルカロイド群というものがあり、中でもハルミンが有名。ペガヌム・ハルマラ（シリアンルー）の種、バニステリオプシス・カーピの樹皮、ハマビシの種（これはまだ実験中）、ホウキギ（コキア、毒性あり）などに含まれている。ハルミンはブラックライトに照らされると蛍光色を発するので見分けやすい。

自然界に普遍的にあるアルカロイドなんだけれども、毒と一緒に入っていないものはカーピ樹皮くらいしか今のところ見当たらない。

だからこそモクロベミド錠剤は非常に貴重なんだけれども、この本が世に出回ったことでおそらく規制されると思う。ごめんね！

連続して飲むことでやる気がなくなったり注意散漫になったりする。そういうときは、なぜかタバコを大量に吸うと治る。タバコは3日連続で吸わなければ中毒（依存）になりにくいので、その辺しっかり考えて用いよう。

懐古

最初の頃は用法用量が全然定まってなくて、10グラム20グラムとか言っても全然煮出し切れていない。だからこの頃の量は全く当てにならないね。今は1回3グラム、きちんとした手順でお茶にし、300ミリグラムのモクロベミドを同時摂取する標準濃度というガイドラインが確立されている。

なおロードーズの手順もあるけれども、これは各人が様々な意見あるのでサイトで今後ベストを探っていくことにする。

これを農作物として捉え、農場を開いてゆっくりと供給するかなと思っていたら、海外からこのアカシアの粉を大量に輸入できることが判明し、大荒れに荒れた。国内で小分け販売する業者が現れ、混ぜ物を入れられ、効かないだけならまだしも健康被害が発生した。

もともと「精神や身体を害せずきちんと酔える代物を表立って流通させることで、身体に悪い違法薬物を値崩れさせ撲滅する運動」として飲み方を普及させただけに、そのもの自体が健康を害する薬物となるのは我慢ならなかった。

現在は税関が輸入制限をかけてくれて落ち着いた感があるけれども、またいつどうなるかわからない。願わくば、地方の限界集落の良き収入源となれるよう。

というわけで、少し紙幅を割いて、自分が考案した雑草を幻覚植物にする育て方を紹介するよ。

幻覚植物の特殊栽培法について（クリプト - ファン栽培法）

ノーベル解脱賞待ったなし！

要約すると「種々の草花を育てるときにトリプトファンを吸わせてやるだけで、催幻覚性を帯びる」という発明だよ。トリプトファンを与えて隠された（クリプト）楽しみ（ファン）を見つけ出すことからそう名付けてみた。

以前、別の発明で国際特許まで取ってビジネス化しようとして手ひどい失敗をしたので、今度は実験的に全ての情報を開示するオープンソースで広めてみようと思う。

ちなみにこの手法は、ＬＳＤを作るとき麦角菌にトリプトファンを食べさせてＬＳＤの前駆体を作る、という超有名な先行研究の行程から発想したよ。実際やってみて驚いたんだけど、菌じゃなくて植物でも作ってくれるもんなんだね～。

というわけで、栽培方法を公開するよ。

①Amazon とかでトリプトファンを買います。一瓶２０００円くらいです

②５００ミリリットルの水に１～２カプセルを割り入れて溶かします（夏冬で浸透圧調整して

ね。溶けにくかったら水を少し酸性に傾けてやると溶けやすくなります。クエン酸をひとつまみ、加減しながら入れましょう）

③鉢底に石を入れておいて、そこの隙間にトリプトファン溶液を注ぎましょう

④100ミリリットルの水に窒素肥料とトリプトファン1カプセルを溶かしてスプレーで葉水しましょう

以上！　終わり！

これを2週間続けるとインドール系のアルカロイドが植物体内で生成されるよ。あとは収穫して、この本や公式サイトに書いた通りに調理して飲むと幻覚が見られる。

植物によって効果が違ってくるのが非常に面白い。インドールアルカロイドの内訳、つまりDMTや5MeOやブフォテニンの比が違うからなんだろうね。眼にきたり脳に直接映像が浮かんだり。夕焼けだったり水底だったり。それを指して自分は「アカシアの世界」「ハギの世界」とかって呼んでる。スピった手法とも合わせて習得すると、新しい幻覚植物が見つかりやすくなると思う。楽しみだ。

端的に言って、楽しみ。どんな世界がその植物の葉の裏に潜んでいるのだろう。想像するだけでワクワクする。

ただしこの手法、標的物質がインドールを持たない構造のアルカロイドだと全く効果ないから

気をつけてね。

たとえばアジサイのハイドランジン。たとえば大麻のＴＨＣ。他にも色々。これらは構造にインドールを含んでいないので、トリプトファンを前駆体としている可能性はとても低いです。標的とするアルカロイドに合った前駆体を与える必要があるってことだね。


逆に言えば、標的がトリプトファンを前駆体とする物質でさえあれば、菌に与えようが植物だろうが動物だろうが、それこそカエルでもいいわけで。

ある種のヒキガエルの毒であるセンソは、ブフォテニンというこれまたインドール系の幻覚物質を多量に含んでいて、中島らもの『アマニタ・パンセリナ』という本では冒頭からカエルを生きたまま口に含んで酔っ払う若者たちの解説がなされている。

今ちょうど有志の方が「クリプト－ファン飼育法」として実験されている。なんでもカエルの餌のコオロギに、トリプトファンをまぶして与えているとのこと。フォーラムで紹介されるであろう研究結果がこれまた楽しみだ。
※なおこれを編纂している現時点で、カエルとキノコの両方に成功した。どちらも体感３倍ほどに効果が高まったとのこと。

芸術の美しさの一端を担っているのは「限定」である、と指摘した芸術評論家だったか人文学者だったかがいた。

耳が聞こえない、足が動かないなどの身体的限定。めまいがする、躁鬱病であるなどの精神的限定。また、これは規制されている、これは迷惑かかるからやっちゃいけない、などの法的道徳的限定。

それらの限定がいい感じにかかっているとき、つまり何らかの高圧的な手が私たちの頭を押さえつけてくるとき。その手の指の隙間からにゅるりと這い出て天を衝く。それこそが芸術なのだと。今回の例もそれに漏れず、法律という強い限定があり、サイコアクティブを欲する人たちがその手に押さえつけられていた。そこで法に則ったやり方で全ての要素を満たすように組み上げる。それが一番楽しくて、愉快で、面白いことだと個人的に思っている。

今後、この栽培法が確立されたことにより、法律や社会がぐりぐりと変化するだろう。控えめに見てもそう思う。そしてその時々で慎重なオペレーションが要求される。

しかし、この「限定こそが芸術を芸術たらしめる」という基本だけは枉げないように、これからも正道で真理を追究していきたい。

コラム

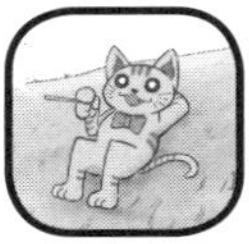

生きづらい人へ
—ヒトにおける2種類の脳みそについて—

※読み飛ばしたい人用の論旨まとめ！
ヒトの脳を、変えられない気質とか個性で分類してみようぜ！　それによって発達の方向性も別物になるんじゃねーの？　でも一番大きい括りを確実に見分ける術は残念ながら今のところないっぽい。しゃーないから発達方向を間違えたと思ったら幻覚植物でリセットしようぜ！

社会の要請ってもんがある。

社会、というか人間を取り巻く環境は常に変動し続けている。富士山は噴火するし、戦争は起きるし、疫病は流行るし、景気は極端な浮き沈みをする。マクロの流れはいつだってダイナミックだ。

そしてその度に社会は、環境は、求める人材の人物像を変える。危機や変化に対応できねば集団全体が全滅の危機に晒されるからだ。

これに対応するために、人間は何万年も前から多種多様な個性を作り出した。

人間だけじゃない。ほとんどの生物はそうなっている。ハダカデバネズミなんかは極端にその分化が進んだし、最近ではダンゴムシですらその個性分化の傾向が見出された。

しかし、寿命たかだか80年の人間は、云万年とかそういう長いスパンの視野を持てない。だからたった云十年も同じ状態が続くと、そのときの社会が要請する人物像が全国民にとって理想の人物像だという考えが蔓延して、その方向に発達していけという無言の圧力が加えられる。

氷河期世代の自分が直面したのはそういう流れだったのかな、と今振り返って思う。

換金できないドル建て債券、改革した英雄の弾劾、まさかの隣国支持政権、続く大不況、からの合理化の波、会社組織は財政がひっ迫しているためひどく短期的な視野でもって使えないと判断した奴を切り捨てる。この時の合言葉は「空気読め」だったな。忌々しい。

全員が全員個性をキレイに捨てられるなら問題は何もない。しかし云万年の進化は伊達じゃないようで、人間にはどうやら絶対に変えられない、変えようとすると多大なストレスがかかり、体や心が壊れる気質がいくつかある。なぜか知らないがその気質は見た目ではわからないようになっており、社会の要請はこれを安易に変えようとしてくる。

そしてそこに言葉が生まれる。

発達障害、空気読めない奴、天然、ＡＳＤ、ＡＤＨＤ。または鬱病、気難しい奴、サゲ〇〇……。しかしそれらは全て本質ではない。表面に見えている見た目や病状が同じものを十把一絡げにしているだけで、その原因は人によって複数種類ある。

自分が引っかかってしまったのは、発達障害云々というやつだ。

もともとはごく少数の本当に重度の人だけに適用されていた言葉だったが、社会の要請にハミ出す個性を持った人へ社会側から「どうしてできないんだどうして！　そうだ、これは障害だ！」と障がい者のレッテルをプレゼントされた。薬も売れて金も儲かるしね。これが最初の流れ。

このうち、これはどうやら何をどうやっても動かせない、変えられないものだとゆっくりみんなが悟りはじめる。しかし一度浸透した空気読めなどの言葉は強力で、なんで私はできないんだろう、できるようにならなきゃと頑張って頑張って壊れる人が続出した。

ここに、心屋（こころや）さんというカウンセラーの方がレッテルを上書きする。

前者後者論という名前で取りまとめられていて、「平均して何でもできるマルチタスク脳（前者）」と、「やれることとやれないことが極端なシングルタスク脳（後者）」が世の中にはあるんだよー、とざっくりそういう論。傾向と対策が非常によくまとめられていて参考になるが、判定基準があいまいなため混乱している人が大勢いる。

そして最近になって、借金玉（しゃっきんだま）さんという方が発達障害者の立場で社会のやっていき方の本を出された。この流れはこれからもっともっと太くなっていってほしいと切に願う。しかし、こちらは完全に障がい者としての立場から書かれたものだ。

まとめる。ヒトには変えられない個性が強くあり、その時々の社会で必要とされる個性が違う。これに合わない人が無理して合わせると壊れる。ヒトを壊さないために新しい認識を浸透させようとする試み（心屋式）と、壊れないようにうまく合わせるためのライフハックを集める試み（借金玉式）が現在進行している、と自分は認識している。

で、これは完全に自分の趣味だけれども、障がいと見られるのがイヤ。俺はかっこつけたがりなのだ（だから心屋式で後者って呼ばれるのもイヤ。なんか遅れてる語感がある）。

あと努力するのもイヤ。20代の頃にマルチタスク脳になろうとして努力しすぎ、人と話すと頭が痛くなる奇病を発症し、会社を潰して借金作って浮浪者になって10年棒に振ったあとマジックマッシュルームで治した経緯がある。なもんだから、マルチタスクすっごいうらやましいけど、もうシングルタスクを極めることにする。ここの話のキモは、できることとできないことをキッチリ仕分け、できないことはできないとはっきり拒否できる、そんな心と立場に自分を持っていくことだ。

というわけで、とりあえずは新しい名前を決める。

脳の傾向がまず2種類あって動かせないってのは経験上どうやら真実。それはマルチ、シングルというだけに留まらず、一度に把握できる視点数が違うという特徴もある。なのでここでは複視点者と単視点者という呼称でいくことにする。前者後者論の劣化コピーだってこと忘れないでね。

それで、前者、マルチタスク脳の人、つまり複視点者は、社会に帰属するのが非常に合っているっぽい。腹芸も権謀術数も平均して単視点者より長けているるし、なんでもそつなくこなせるし、常に同じ出力の力を出し続けられるし、他者と相対してその人が何を考えているかを努力もせず察することができる。それらはもう、自分から見たら奇跡の一種だと思う。

見方を変えると、彼らは社会から恩恵を汲み出すのが得意、ということだ。彼らはそれで生きている。これを言い換えると、何らかの恩恵や資源をどこかから汲み出せればいい、ということになる。

ということは、単視点者に合った環境というのは？

先に言った通り、様々な環境に対応するために個性は分化した。ぱっと見て単視点者は複視点者と同数くらいの頭数がいるのだから、単視点者に合った環境というのもあるのだろう。

自分はそれは、自然環境下だと思う。

社会から隔離された、木々生い茂る自然真っただ中。はるばる昔から汲み出し続けていた資源や恩恵の旧集積所だ。

そう思って、山の中に小屋を建てたよ。今はもうそこに住み始めている。そうしたら、今まで社会で生きるために封印してきた数々の特性が次々と蘇ってきた。驚きだ。それらはあとのコラムで解説するとしても、すごい勢いでアサッテの方向に発達している（恩恵を汲み出すことに成功している）のは間違いない。ストレスというストレスから無縁になった。

もちろん、社会の中にも単視点者を必要とする社会は存在する。工場でひたすらネジをしめていたとき自分は幸せだった。ひたすら七五三の写真の枠をカットしていたとき、自分はとても幸せだった。全てをあきらめて帰属するとしたら自分はそこら辺がいい。

でも、自然豊かな環境で小屋を建ててトウモロコシでも育てながら暮らせるのだとしたら、自分はそっちがいい。そう発達する。

これは趣味だ。

全て仮説検証の段階だからこそ、そう断言しておく。


なお、同じく変えられない個性としては廣戸聡一（ひろとそういち）さんが創案した４スタンス理論がある。こっちは身体の使い方で明確に判別が可能だ。今は精神については未検証かもしれないが、成果主義か本質主義かなどに関連がありそうな気配。

他に変えられなさそうな個性として、代表システムというのもある。視覚、聴覚、身体感覚、どれが脳内で一番優位性が高いかというもので、学習速度に差が出る。

エンパス（※２０６Ｐ参照）かどうかも非常に大きくかかわってくるのだけれども、これは未解明な部分が大きいので自分は言及できない。

社会がゆっくりと余裕をなくしていき、各業界で必要ないと判断された資質を持つ者を、合理化という号令のもと次々と切り捨てていっている。そこで標的にされやすいのは、単視点者と本質主義者、あと身体感覚優位者かな。いや、業界によって違うか。だから、たった一種類の社会に弾かれたからといって悲観することはないし、自分の中の変えられないものを変えようとして壊れる必要もない。自分を枉げてまで従属しなければいけない戦場なんて、戦時下でもない限りありえない。

そして直感だが、これら弾かれた特徴は自然環境の方が向いているのではないかと思う。あとはもう、土地所有制度の問題と、汲み出す恩恵の質と量の問題だ。これからも、ネットや本でこうすればこうなった等をみんなで蓄積していこう。雑草も吸っていこう。そうしたら、そんな立場に自分を持っていければ、あとは工場で適当にネジでもしめてりゃ相対的に溢れんばかりの富がもたらされるんだから。

なお、単視点と複視点、見た目で分からないのは多分なにか進化上の深い意味があるんだろうから（霊長類で排卵が見分けられなくなったのはヒトのみで、環境や婚姻形態と関連が深い）、もういっそのこと判別方法はないものとする。どっちかに絞って発達を頑張って、合ってたならそれでよし、違ってたなら落ちこぼれたり原因不明の熱や頭痛が発生するから違ったということで。発達障害診断が辛うじて援用できるかもしれないが、誤診とレッテルが厄介だから自分は無視する。なぜなら学校に適応できないタイプの複視点者が発達障害と診断された例を２つ知っているから。身近に2例だから全体はもっともっと多いだろう。

また、この情報を知りながら無視し、敢えて合ってないタイプの生き方を無理してし続けようとする人は、そうさせる傷か、積み上げた何かがあるんだろうからまた別の話になる。

そして、そういう体当たりの方法だと深刻な損害も発生する。投資した額や時間もそうだけど、それより深刻なのは心の問題で、怒り、悲しみ、トラウマ、憧れ、希望、夢、義務感、親の期待……諸々が次のステージへ行く足を引っ張る。

だから、間違ったら先の幻覚植物群でリセットすることが重要になる。

まあ自分がそれで命を拾ったからといって他の人も助かるとは限らないけど、より効果的な使い方はこれから蓄積していけばいい。ひとつの示唆だ。

ただしそれだけだと怒りがネックになるので（トリプタミン類単体だとモノアミン系の脳内異常にはリーチしない）、そっちをリセットするために有効と思われる別タイプの幻覚植物を紹介する。それは……

【サボテン編】

草名：ロフォフォラ・ウィリアムシー

遊びか薬か：㊫

石神井のオザキフラワーパークにフツーに売ってたので買ってきた。1個3000円。松[redacted]さんという方が大量に注文なさっていたらしく、20個くらい在庫がずらりと並んでいる様は、なんというか、壮観だった。

そんなに買って何やろうとしてんだ松[redacted]さん！

西武デパート9F（『孤独のグルメ』のゴローさんが孤独に豊かにうどん喰ったとこ）にあるサボテン屋さんでも安く売っていたので別種を買う。ここでもなんか「そういう客」を見越してなのか、食べごろサイズの烏羽玉さんが大量に鎮

形状・特徴

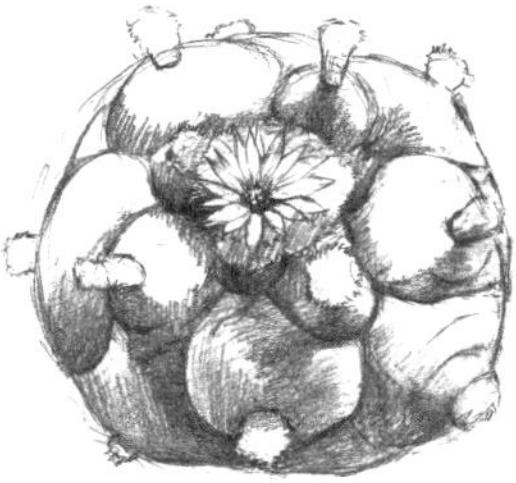

・烏羽玉、ペヨーテなど多様な名前がある。

・多くは針が毛状になっていて、絵筆のようにフサフサしている。食べる時はこれを手で抜く。成長が非常に遅い上、乱獲もされていて周辺文化と共に保存されるべき植物。

座ましましていた。
早速よく切れるカッターでサボテンをサクリと収穫し、いざ！　がぶり！
ヴォエッ!!

摂取結果

舌（味覚）：一口で胃がひっくり返るほどのマズさ。友人は「押し入れでカビた布団の味がする」と形容していた。おまえ布団喰ったことあるのかよ！
目（視覚）：全体的に暗い、しかし蛍光色の幻覚が見えた。後述
手（触覚）：ふわふわする
耳（聴覚）：特になし
鼻（嗅覚）：カビた布団の臭い

噂に聞くマズさは本当にマズかった。いや、「マズい」では生易しい。その単語には「相対的にまだ食べ物」だという意味が中に残っている。ガソリンをマズいと形容するのがおかしいのと同じくらい、サボテンをマズいと形容するのはおかしい。そのくらいマズかった。

しかし、そんなクソマズいサボテンさんをひーこらげろげろ言いながら食べる。コツは、上あ

ごで完全に鼻腔を閉じつつ酸味のある飲み物といっしょに咀嚼し、空気を抜いてそのまま飲み込んでから、その飲み物で口腔内を清めて鼻を開ける。しかしまだ息を吐いちゃいけない。喉に残った不快な臭いを一旦吸うことで肺におしやり、それからようやく息を吐くことができる。

これを1セットとして、15セットくらいでようやく1個丸ごと食べられる。なんという苦行だ。

そうやって1時間経った頃、幻覚が全然見られないので友人の残した半玉を強奪。もう半個分、追う。

すると、ようやく。

ゆっくりとではあるが、まぶたの奥から「次元の狭間」が現れた。よくドラえもんで描写されるあれだ。あれに近い。

赤と緑の綾模様がその狭間から沸いて出て、左右に展開していく。環境音に従ってその狭間はぐねり、渦を巻き、やがて意味をなさなくなっていく。

次に現れたのはアスファルトだった。高速で動くアスファルトのざらついた面がこちらに迫ってくる。触れられるまで近づくと、今度はそのざらつきがサボテンのトゲに変わって自分をすり下ろしりんごにしようと近づいてくる。

すり下ろされてたまるかと必死で避けていると、その面はしだいに粘り気を帯びてきてトゲは引っ込んでいった。

電灯の眩しさで一旦幻覚がリセットされる。

次に現れたのは触手。

ニキビか火山かはしらないが、盛り上がった穴から10本くらいの触手が蛍光オレンジの液体を滴らせつつグニョーンとやる気無さげに広がっていた。

きもいんだよ！　と一喝すると、ひえっとばかりにその穴にちゅるちゅる潜った。

そんな光景が断続的に続いて、一番盛り上がりのタイミングで、目の4つあるカオナシみたいなやつが右からひゅひゅひゅひゅーん！　と現れて去っていった。シュポングルのアルバム表紙絵みたいなやつだ。もっと笑っていて白い仮面を被ったやつだったけれども。

現地では、このペヨーテセッションの際に神様を見るらしい。ヒクリ・ワナメさまという神様らしいのだが、もしかしたら時空を超えて日本まで会いにきてくれたのかもしれない。そう考えると感慨深い、ような気もする。

各植物の各幻覚には、それぞれモチーフがある。これまで様々な草々で幻覚を見てきたが、それぞれが見せる幻覚は違ってくる。

効く部位も違うのだが、見る幻覚の「モチーフ」とも呼ぶべき通奏低音が違うのだ。今回のペヨーテだと、「トゲ」と「粘り気」がモチーフとして繰り返された。とくにトゲも粘り気もないツルンとしたサボテンだったんだけれどもね。なんとも不思議だ。

ちなみに件の彼女にオーラを視てもらったら、「頭の頂点から溶岩みたいなドロドロした赤いものがニュルニュル出てきている」とのことだった。

怒りの解呪にとても効果的なのかもしれない。

そしてこのペヨーテの項目でやたら幻覚描写を精密に書けたのは、これも見当識障害を引き起こさないため「持ち帰り」やすかったから。どうやら主に目に来るものらしいね。画家向きかも。

NOTE：メスカリン

メスカリン（3,4,5-トリメトキシフェネチラミン、3,4,5-trimethoxyphenethylamine）はフェネチルアミン系のアルカロイド物質。硫酸メスカリンとして化学的に合成することもでき、ペヨーテから抽出することもできる。名称はメスカレロ・アパッチが儀式の際に使用したことに由来する。日本では精製物は麻薬に指定されている。

かの哲学者サルトルもやった幻覚剤。頭に残りやすく、３日間くらい浮遊感が消えなかった。

メスカリンはＤＭＴやシロシビンなどに比べて化学的に安定しており、ペヨーテを輪切りにして田舎の玉ねぎのように軒先に吊るして乾かし、暗所で保管しておけば10年効果が持続するらしい。

これを現地ではメスカルボタンと呼ぶそうだ。お手軽っ！

ペヨーテの他にはサンペドロという柱サボテンにも含まれている。ペヨーテよりもサンペドロの方がずっと成長が早いので、自宅で育てるのであればサンペドロ一択だろう（それでも4年かかるけれども）。ちなみにペヨーテとサンペドロでは見られる幻覚も違うらしい。サンペドロの方が、もっとなんかこう、宗教的で敬虔な気持ちになれるのだそうだ。

日本の気候で育てたものはなぜか有効成分が薄くなりがちなので、次項に濃くする育て方を載せてみた。まあなんだ、クソ不味い思いをしただけの友人には悪いが、うまく幻覚が見られてよかった。

……もう二度としない。

懐古

残念なことに、メスカリンソースの幻覚剤についてはほとんど体験できていない。もっと何かしらあるとは思うんだけれども、マズすぎて二の足を踏んでしまっている。乾燥させて粉にしてオブラートとか方法はいくらでも思いつくのだけれども、そこまでするかー？　みたいな思いもある。

しかし、怒りの解放については非常に強い効果を実感した。当時、1000万円の補助金が入る話を怒り中毒の県職員に担当され、怒鳴られ怒鳴られして結局その1000万円を反故(ほご)にされたときに移された怒りがまだ心の底にあったんだけれども、このセッションでそれが消えた。もし今後自分が強い理不尽にさらされて心が歪んでしまったとしたら、またサボテンさんに頼るだろう。水道トラブル５０００円、トイレのトラブル８０００円で心のトラブル３０００円だったら安いものだ。

サボテンの育て方

というわけで、幻覚サボテンの促成栽培法を心の損害保険と社会貢献のためにまとめてみたよ。有効成分はメスカリン。ペヨーテやサンペドロがもっと身近に感じられるような技術体系を組んでみた。びくびくしながら大麻を隠し隠し育てるよりは、こっちの方が簡単で合法で効果も高いと思う。

親の呪いやブラック企業にかけられた呪いを解くための術として、その道に精通したメンターの下で正しくお使い下さい。

流れとしては以下の７ステップ。

①台木を育てる
②苗を育てる

③接ぎ木する
④有効成分を増やす
⑤収穫&食べ方の検討
⑥セッションの注意点
⑦使用した物品、植物などの入手先

ではそれぞれを詳しく見ていくよ。

①台木を育てる

まずは台木となるサボテンを育てよう。ここでの目的は、「すでに育っている成長力の強いサボテンに接ぎ木して生育スピードを何十倍にも底上げする」こと。

ペヨーテと呼ばれるロフォフォラ種、アリオカルプス種は成長がめちゃくちゃ遅く、そのままだと10年20年は待たなきゃいけない。寿命のある人間にはおよそお勧めできない。

台木の選定は袖ヶ浦、竜神木、三角袖、ウチワサボテン、キリンウチワなどから選ぶんだけれども、初心者は袖ヶ浦を選ぶといいと思う。オススメ順。なぜこれがオススメなのかは左記のサイトで把握してね。

【サボテンの接ぎ木】
http://cactus.abareru.com/tugiki.html
【突然サボテン・瞬間接着剤接ぎ木の舘】
http://32.xmbs.jp/corudo/

肘の長さまである竜神木が安く手に入ったらそっち選んでもいいよ。

直射日光に当てず、A４用紙１枚隔てたくらいの間接光を当てるよう調整する。LEDテープとアルミホイルで鉢をぐるりと巻いてしまうのも手だよ。

水やりのタイミングは非常に難しい。以下のサイトを参考に、成長期なら１週間に一度を目安に与えるといいかも。成長期以外であれば水は与えず、１ヶ月に１回くらいにする。くれぐれも根腐れには気をつけて。

いっそのこと水耕栽培でもいいと思う。

【サボテンを水栽培しよう！】
https://supersabotentime.com/2221/

※部屋の温度も台木となるサボテンに合わせる。

※冬場は暖太郎を切り詰めたもので温めればＣＯ２も添加できていい。タンクが小さいのでサイフォンで増設するか、火口を絞って簡易ビニールハウスで覆うと吉。酸素の出入り口には気をつけて。
※肥料はペンタガーデンプロを２０００倍に希釈したものを、様子を見ながら与えるとのこと。

②苗を育てる

対象となるメスカリン産生サボテンの種を見繕う。

■代表種
サンペドロ（多聞柱、Trichocereus pachanoi）、ペヨーテ（烏羽玉、Lophophora williamsii）、ファルスペヨーテ（岩牡丹、Ariocarpus retusus）。
中でも特に含有量の高さを誇るのが、トリコケレウス・ペルヴィアヌス。ペルヴィアントーチと呼ばれるそれは、メスカリン含有量が飛びぬけて高く、しかも成長スピードも比べ物にならないほど速い。ただし和名は成程柱とかヤマカル柱とかぐっちゃぐちゃしてわかりにくいので、いっそもう記載しない。出所のしっかりした種を入手するのが肝要だろう。

【ウィキペディア：Psychoactive cactus】

https://en.wikipedia.org/wiki/Psychoactive_cactus

種は以下のサイトから購入すると格安だ、と有志から教えてもらった。ドイツ語だけど、chrome の翻訳を噛ませてなんとかしよう。

【ドイツの種屋：Köhres kakteen】
http://www.koehres-kaktus.de/shop/

サンペドロとペヨーテは酔い方が違う。蛍光色の幾何学であるところのペヨーテと、もっと崇高な、神を意識する（まだ試したことはない）サンペドロ。この違いはおそらくメスカリンの亜種を様々産生しているところによると思われる。よってコレクション的に様々なサボテンをウィチュアル法（※111P参照）で育てつつ味見していく楽しみ方もいいだろう。というわけで、

■マイナー、しかし含有確定種
ウチワサボテン、ギムノカリキウムなど。
https://www.zamnesia.com/content/116-which-cacti-contain-mescaline
または、

http://lophophora.blogspot.jp/p/mescaline-and-other-peyote-alkaloids.html
これらの種を5月に撒き、半年かけて1センチ以上に育てる。

③接ぎ木する

このサイトが楽しく学べるよ。

【スーパーサボテンタイム】
https://supersabotentime.com/2165/

①で作ったしっかりとした台木に、②の苗を接ぐ。
最初は成功率が低いと思う。台木も種も予定より多く育てるといいよ。

接ぎ木は包帯でやったり瞬間接着剤でつけたりと様々な方法があるけど、慣れるまでは増やしたい子の大きさとか刺の有無とかで選択するといいよ。

調べたところによると、まず接ぎ木する1日前に稜(そば)を削ぐ。

1日経って削いだ断面が乾いたら、接ぎ木するサボテンと同じ面積になるように頂点を切る。

切ったらあふれた汁を拭いてすぐにひっつける。あとは包帯なり接着剤なりで軽く圧着する。

瞬間接着剤は接合面に染み込まない粘度のものを選択する。

あとは台木に適する気候に調節して育てる。

④有効成分を増やす

有効成分はメスカリンとその亜種たち。これらはフェニルアラニンから誘導されるので、青井堂が発見し提唱する栽培方法ウィチュアル法を用いて増やそう。

■ウィチュアル法

ここが核心。サボテンの水を切って乾かし、フェニルアラニンを溶かした水を朝方に葉面散布する。1～2％くらいの溶液で構わない。できれば根からも吸収させてあげよう。

雑菌が繁殖しやすくなるので根腐れにはくれぐれも注意してね。フェニルアラニンはすぐに腐ってしまうらしく、アンモニア臭がしたら吹きかけるのを控えて。

なお、尿素を少しだけ（２０００倍希釈）添加すると葉面からの吸収が高まるみたい。

■ウィチュアル法の由来

エルゴタミン（ＬＳＤの原材料）は菌にトリプトファンを食べさせて作っていた。

では菌じゃなく植物なら？　動物（カエル）なら？

そういう発想でまず考え出したのが前述したクリプトーファン栽培法。

トリプタミン（DMTやその亜種の呼び名）を作る植物や動物にトリプトファンを与えると、その子が耐えられる濃度のMAXまで作ってくれる。これで5-MeO-DMTもブフォテニンもフリーになる（ただし水やエタノール以外で抽出をすると法に触れるのでやめよう）。

ちなみに海外の数寄者な友人に「マジックマッシュルームでクリプトーファン栽培法やってみてよ」とお願いして試してもらったところ、同量で体感3倍くらいの効果を得られたとのこと。

さらに別の人からカエルでも実証できたとの報告が入った。餌コオロギにトリプトファン粉末を振りかけてカエルに与え続けたらビックリするくらいセンソ（ブフォテニンを主成分とする耳腺の毒）が出たとのこと。

というように、続々と追試験成功の話が来て提唱者としてはうれしい限り。ハギなんかもう6例成功の報が入っている。

今回はこれをさらに発展させて、メスカリンを作るサボテンにはその前駆体のフェニルアラニンを添加しよう！　というのがこのウィチュアル法だよ。

⑤収穫&食べ方の検討

現地では輪切りにして乾燥させた状態で冷暗所に保存し、酸素も抜かずほったらかしで10年も効能が保つらしい（メスカルボタンで検索）。

ということで輪切りにし、乾燥させ、イワタニのミルサーか擂り鉢で粉にし、オブラートに包んで飲むことをお勧めするよ。なんせめちゃくちゃまずいので。

なお袖ヶ浦に接ぎ木すると爆発的に育つかわりに2～3年で枯れてくるとのこと。それまでに収穫しよう。

子吹きが発生したら欠き子して、新しい台木に接ぐといいと思う。

⑥セッションの注意点

ウィチュアルのセッティングは、以下のサイトにまとめられたアヤワスカセッションに準拠する。

【有志によるマインドセット（セッション前後の心の持ちよう）まとめ】

http://aoi-do.com/?p=233

しかし、セロトニン受容体ではなくドーパミン受容体を使った幻覚になるので、いくつかの追加点があるよ。

1・セロトニン症候群は気にしなくていい

2・逆に、MAOI併用禁忌。情報が集まるまではオーロリクスやカーピやシリアンルーやハ

マビシなどと一緒に摂らない
3・大麻と非常に相性がいい（らしい）

⑦使用した物品、植物などの入手先

オザキフラワーパーク（東京都練馬区石神井台）
鶴仙園（池袋の西武９Ｆ）
ダイソー
ヤフオク
SUNRAINSOIL
Köhres kakteen

NOTE：フェネチルアミン系

メスカリン（3,4,5-トリメトキシフェネチラミン、3,4,5-trimethoxyphenethylamine）はフェネチルアミン系のアルカロイド物質。インドール系と比べると六角形が１つしかないのが分かる。インドール系はセロトニン受容体に作用するのに対し、このタイプはドーパミン受容体に作用する。シュルギン博士が先行して研究し、真ん中のＯＣＨ３という部分をＢｒやＣＩなんかに変えることで様々な効果や幻覚を生み出せることが判明している。

　2C－Bなど2Cシリーズと呼ばれたものがそれだ。別の基もちょっとずつ変えることで全然別の幻覚や効果になるのだけれども、シュルギン博士が自ら試していったそれとは別に、法の目を抜けるためだけに変えたものは危険ドラッグ第○世代と呼ばれ、安全性も確認されないまま濫用され大勢の人の健康を害して終わった。

　でもまあそれはそれとして、サボテンさんたちが作るこれの亜種も確かめていける時代なので確かめていこうぜ！　先の反省を踏まえ、製作過程で信用できない人の手は一切介さず、植物と自分自身との対話のようにして探っていこう。サボテンさん以外ではアカシアさんの一部（パールアカシア、アカシアアリギデュラ）も生産するので研究しがいがあるね。

コラム

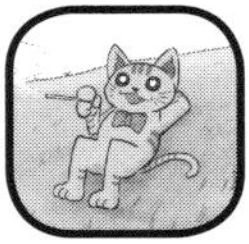

人間の成長と変えられない形質について

※読み飛ばしたい人用の論旨まとめ！
ふーん2種類の脳みそね。そんじゃそれらの発達方向ってどんなの？

まだ全然情報が集積されてないけど、多分中心の上下動が鍵だと思う。変えられない気質を認め、幻覚をうまく使いつつ自分の特性に従って発達（資源の汲み出し力向上）していこうぜ！


さて。

こうして雑草吸いから始まって様々な幻覚を体験した結果、いくつか面白いことが見えてきた。

それは「どうしたら発達するのか」という長年頭を悩ませてきたものに直結する。ストレスとは究極的には、理解できていない概念、つまり自らの未発達な部分とそこを恃んでくる社会の要請から発生していると自分は考えている。

まず、人は複視点者と単視点者の大きく2種類に分けられる。これはアヤワスカの項で説明した通り（複視点と単視点という風に呼称しているけれども、最初に見分けて分類した人は心屋さんという人だ。彼は前者後者という言葉を用いている。ただし見分け方が雑なので、ここでは完全に2つを見分ける術はないとし、見誤ったら安全な幻覚植物でリセットを推奨している）。

自分は単視点者なので、単視点者側の解説から。

脳の傾向からほとんど持っていなかった社会性の獲得に、幻覚植物が一役買った。一役どころか鍵だったといっても過言ではない（ただし複視点者の生まれ持つ能力とは別物）。

幻覚植物を何度も使うと、まず自分の今の中心がどこにあるかが分かるようになる。自分の体全体と、自分の中心、これがイコールじゃないことがわかる。なぜか。幻覚剤でその中心が頭の上にぶっ飛ぶからだ。「あ、これ動かせるんだ！」ということが一旦わかると、シラフに戻ったあと手動でも動かせるようになる。

これが体の外に出た状態だと、フワフワして外界の影響をモロに受けてしまい、感覚過敏などを発症する。だから体の中に収める。これがグラウンディングと呼ばれる一連の手法だ。

体の中に収めるといってもどこに収めればいいのか。それは、そのときそのときで必要とされる行動の起点となる場所に収める。

たとえば、目の前の相手と戦わなきゃいけない。これは腰か丹田が起点となる。腰から腕または脚に運動エネルギーを伝え、殴ったり蹴ったりする必要があるから。だからそのあたりに収納する。

たとえば、暗記したり論理的に考えなきゃいけない。これは額が起点となる。頭でものを考えて、あれをああすればこうなるというのを導く必要があるから。だから額のあたりに収納する。

他にもいろいろある。相手と共感したいときは胸に、特に悲しみを感じる必要があるときは鳩尾(みぞおち)に、話したいときは喉に。直感を降ろしたいときはつむじのあたりに、など。

それに関連した感情も同じ部位に格納されている（というか、脳における行動起点の部位の位置とそれぞれの感情を司る部位とが脳内ですごく近しいところにあるのだと思う）。それぞれを鍛えることで、戦う、話す、共感する、など社会との繋がりが増えていく。

何か精神に大きな傷を負う出来事があると、それを思い出すまいとして特定の部分が麻痺する。麻痺するとその部分が使われなくなり、その部分を使わないと生きていけない環境には適応できなくなる。

たとえばすごく辛く悲しい出来事があると、鳩尾あたりが麻痺する。そうするとそれより下に下がらなくなり、会陰や丹田が使えなくなる。上がりっぱなしになる。すると対応できない環境が多くなり、逃げるしかなくなってしまう。自分が陥った罠はこれだった。

幻覚剤を使ってまず辛く悲しい出来事に関する記憶の蓋を開け、暴露療法と認知行動療法、ヒーリングなど各種療法で何とかする。そうすると鳩尾から下に下げられるようになる。怒れるし、戦えるし、悲しめるようになる。どれも社会で生きるにあたって重要なものばかりだ。必要なときに怒れなければ使い潰されるし、戦えなければ交渉ができないし、悲しめなければ辛いことが発散されず鬱積する。共感もできない。ここで躓いている人は過去の自分も含めて多いと思う。ＡＳＤ、回避性人格障害、様々病名はあれども、個々人に異なる原因がいくつかあってその結果が被っている現状では、表面だけ見て分類した名前に意味はない。

過去のトラウマを払拭して各部位を意識できるようになれば、次はそれらを鍛える。下3つは武道で鍛えられるし、上4つは趣味や遊びで鍛えられる。どの環境にも適応できるように、楽しみながら満遍なくやるといい。勉強ばっかしてると頭でっかちになるぞ、とはよく言ったもので、1つの戦術だけでゴリ押せるほど社会は甘くないっぽいねどうやら。

ここを押さえずに無理して社会に出ると、交渉できずに不平等な契約を結ばされ、怒れないから過酷な現場に回され、発散できないから鬱積するストレスを酒か睡眠薬かでごまかしごまかしすることになる、非常にまずい。


一旦まとめる。

浮き気味になる人はグラウンディングが必要。常時グラウンディングできるようになると社会参画が容易になるが、浮いてる人には浮いている原因がある。それを幻覚植物、各種療法、ヒーリングなどで取り除くことが第一。取り除けたら、各部位を鍛えていこう。

これが、社会参画「も」できる単視点者。

注意すべきは、これを鍛えたからといって複視点者になれるわけではない点だ。

もともと単視点者は自然の側で生きる方が性に合っていると思う。そして自然から学ぶ際には「直感からの情報」が大事になってくる。自然はモノを言わないからだ。

先ほどは体の中に中心を収めてあれやこれやする方法だった。それと同じ手法で、体の上に飛ばすことができる。これを使う。

フラッシュバック、という言葉を聞いたことがあると思う。幻覚剤を飲んでいないのに幻覚を見るあれだ。通の友人はこれを「無料のやつ」と呼んでいて笑った。あれを自在に見ることができる。キリスト教以降失伝してしまった神を見る手法。

まず自然体で立って目を閉じる。体の中は自在に動かせるようになったはずなので、それを一旦足の裏から地面の下まで落とす。重力の向きを確認したら、体を筒状にする意識で姿勢を正し、中心を引き上げる。体を通し、頭のてっぺんまで来たら、想像力を駆使して「小さな自分が頭の上にいて、シャボン玉で守られつつフワリと頭の上から離脱する」ことを想像する。そのまま屋根を突き抜け、成層圏を抜け、宇宙を突破するよう想像する。光り輝く世界が見えてきたらフラッシュバックと呼ばれる幻覚の世界だ（※定義は個々人によって違う）。先ほどまで能動的だった観測が、受動的観測に切り替わる。ここの感覚も幻覚に教えてもらった。そしていろいろ危ないからここはさっさと突破する。

金色の層を突破すると、ピンク色のぶよぶよした層が見える。それも上へ突破する。光を放つ塔の中に入り、空洞になっているその中をさらに上へと昇っていく。最後、上空にひし形の扉が現れ、それがゴゴンと左右に開くところを想像し、中に入る。

すると、なにやらあったかいような粒々があるところで固定されるので、そこで色々とアクションを起こす。すると、直感と呼ばれる様々な情報が入ってくる。ここでやることはとても面白いけれども長くなるし論がずれるので省略するとして、ここから自分自身や自分の今生きている自然環境にまつわる様々な情報を引き出すことができる。もちろん、根拠のない主観的情報なので信じるか信じないかは自分次第。しかし、他に信じるべき情報が見当たらないくらい空手で自然に立ち向かうのであれば、一考の余地はあると思うがどうだろう。

まあともかく、自然から恩恵を汲み出せるようになるのが単視点者としての発達だと自分は定義している。その自然には人間存在も含まれていて、作曲や演奏をしたり絵を描いたり物を作ったり物語を編んだりとかの、世界の根源的な法則を模倣する行為全般に通じる。

そして社会の側で活躍する複視点者。こちら側には全く別の発達の方法がある。それらは一時期のビジネス書や自己啓発ブームでよくまとめられているように思う。しかし、その特徴を捉えて解説しているものや体系だったものはなかなか見つからず、出来の悪い二次創作三次創作により情報汚染も発生していてなかなか見分けづらい。さらに自分のような単視点者がこれをラーニングしようとするとバグるし、そのバグは長らく無視されてきた（先に触れた悲しみを解消する方法までは複視点者も同じだと思うがよく分からん）。

というわけで要点。複視点者は他人の仕草や表情、言葉の裏の意味から人が何を考えているのかを察するのが得意で、脳活動の大半をそれに割いている。でもこれには欠点もあって、そのせいで自分という個が薄まってすぐ見えなくなって見失ってしまう。

複視点者が発達するためには、まず己自身を心の中から見つけ出さなければならない。単視点者が己をまず持っていて、他者を、社会を理解していく過程とはまるで逆というのがとても面白い。彼ら複視点者は社会をまず理解していて、己を探さねばならないのだ。

自分は単視点者なので複視点者の発達過程はほとんどわからない。成功している彼らがどうやって個を獲得したのか、それを使ってどう周りをハックしていったのか。

鍵はおそらく人との繋がりだと思う。云万年前、ホモサピエンスがネアンデルタール人より栄えたのは、家族以上の単位の集団生活を幻覚植物の有効利用により発明したからだと言われている。集団で生活していると、誰かが発明した道具や概念がその集団全員に伝播して全員が使えるようになる。それと同じで、複視点者の集団（社会）で誰かが偶然発達したら、その過程をなぞるようにして別の誰かに伝播するのだろう。彼らはふわっとした情報を取り扱うのにすごく長けているのでそういうことができる。この動きは、漫画では『大奥』『シグルイ』などに詳しい。おそらく作者が複視点者なのだろう。

なお単視点者は社会的なつながりが薄かったせいかそういう動きは今までなかった。とっくに科学の範疇でもないしね。しかしこれから言語化されていってネットや本などに集積されていくはずだ。今そういう動きが発生し始めている。

そしてこの2つの特性を持つ人たちがタッグを組むと、お互いの欠点を補完し合ってとってもいい結果が出せるんだけれども、それは本当に容易ではない。全く違う人種といってもいいくらい異なるから、お互いの気持ちがすごく分かりづらい。そのせいですれ違ったりコミュニケーションコストがバカ高くなったりする。

ところで、LSDの親戚にALLADとETHLADという幻覚剤がある。2019年9月現在まだ法では規制されていないんだけれども、単視点者がALを摂取すると複視点者のように思考でき、複視点者がETHを摂ると単視点者みたいに思考できるようになる。そうすると、単は感覚を得て社会を肌身に知り、複は根拠を考え己を見出す。

これはうまく使えば単複両者を繋ぐ魔法の架け橋のような存在になると思うんだけれども、おそらくまた規制されるんだろうなー。企業のコンサルとかファンダメンタル重視の投資家とかがこっそり推してくれないかなー。会社運営にあたって単複両者が心を通わし手に手を取り合うのは本当に大事なことなんだけれども。

他にも自分をうまく発達させる要因として、代表システムというものがある（NLP由来）。これは自分の感覚器官の中でどれが優位性を持っているか、というもので、耳が優位な人は聴覚を用いて学習するし、目が優位な人は視覚を用いて学習する。体感覚優位は身体を動かして覚える。

音楽や小説、詩、短歌などは聴覚優位の独壇場になるし、パズル、絵画、イラストなどは視覚優位が、武道、格闘技、スポーツなどは体感覚優位がアドバンテージを得る。

学校の勉強なんかは教員の喋る音声を聞いて覚え、自学学習だと本を片手に目で覚えることになる。普通に暮らしていたら学校の環境に適応できる素質を持った人は30％しかいないらしいので、その他70％は適当な病名を貼り付けられる前にこの仕組みをハックして自分で何とかしよう。

自分は聴覚優位なので、高校に入るまで自学学習をしなくて、入ってからどうすればいいか四苦八苦した。結局、教科書を音読して録音しリピート再生することで自学学習していたっけか。あまりにも周囲とコミュニケーションがとれなかったので吹奏楽部に入って音で会話したり、英会話教室に通って英語でリズミカルに会話したりもしていたなそういえば。それ以外のところでやらかしまくったけど。

さらにエンパスかどうかという要素もあり（まだ解明はされていないので言及を控える）、発達方向は単複視点、４スタンス、代表システム、こういった動かしがたい気質に左右される。

何も知らずに何気なく暮らしていると、これら動かしてはならないものを動かそうとして焦げ付く。ブラック企業に入って社是なんか読まされていると一発だ。

そういった心の焦げを落とすには、それ用のセッティングをしっかり定めた幻覚植物が効果的だと自分は考えている（幻覚植物単体だと、思い込みが強化されるだけであまり効果がないことを付け加えておく。セッティングには各種療法を含む）。

とまあ、世界で起こる全ての出来事は己と向き合うためにあるといっても過言ではなく、本当に真剣に体当たりでぶつかっていけば、逃げるにせよ戦うにせよ親和するにせよその過程で体の中心の各部位が研ぎ澄まされ魂が磨かれていく。それこそが発達だと知った。巷間囁かれる発達段階だどうだというのは古いまやかしに過ぎない。聴覚優位の人はまず聴覚で切り込んでいくし、視覚優位、体感覚優位の人はそれらから。さらに本質主義か成果主義かなどの4スタンスでも分かれ、合わないやり方を続けると心身を壊す。

ただし、何度でもやり直せる。今まではやり直すためのリセット方法が深酒とか体に悪く効果の低いものしかなかったが、アカシアなど多種多様な幻覚剤を使える今、リセット方法は格段に洗練され選択肢も増えた。

使っていこう。そして何度でも失敗しながら、己が楽に生きられる場所や一番輝ける場所を探っていこう。それが魂を磨くってことだと思う。

草酔いの作法
――キマり遊びからサイ・スポーツへ

深夜テレビの取材で「キマり遊びについて教えてほしい」とのオファーがあった。もちろんその場では快諾したわけだけれども、

「キマり遊びぃ～？　ふざけるなよそんな低俗な言葉使ってほしくねーわー」

当初そんな風に思ってしまった。

が、しかし。とっても的を射ているとも思い直した。

そもそも人間は遊ぶ動物だ。人という言葉の定義をホモ・ルーデンス（遊ぶ人の意）と定め、遊ぶことに人としての本質的機能を見出した哲学者が昔にいた通り、人は遊ぶ。

では、遊ぶとは何か。

異論はあると思うけど、自分は「遊ぶとは酔うこと」、つまり脳汁（脳内ホルモン）を出す行為だと考えている。ルールを決め、勝ち負けを競ったりチームで戦ったりすると、各種脳汁が出る。勝ち負けはドーパミンが出るし、チームを組むと人との交流でセロトニンが出る。

では、酔うとは何か。言い換えると、変性意識とは何か。脳汁を出すとは何か。キマるとは何か。それは「ここではないどこかに行く」行為だと考える。

遊びたいときって、今ここがつまらない場合がほとんどだと思う。逃げたい、変えたい、何でもいいけど、今ここを別のものにする行為全般。ここではないどこかに行く。物理的かどうかは関係なく、つまらない今を別物に変える。イソノー、野球しようぜ！　と中島が誘えばカツオは物理的に家から広場へ向かい、精神的には宿題の世界から抜け出し勝ち負けとチームワークの世界に没入することになる。ここではないどこかに行っている。

これは、直喩でなく旅行も当てはまる。今ここが何となくつまらないから、どこか別の場所に行く行為、旅行。観光が遊びの一種というのは誰もが頷くだろう。

キマり遊びとは詰まるところ、より本質的でダイレクトな手法（キマり）を使って、今ここではない別のどこかに行く行為（遊び）、ということになる。キマるというそれ自体遊びのようなもので遊ぶ、というメタ的入れ子構造になっている。それは精神世界への旅行であり、大人になって出しにくくなった脳内ホルモンを今再び出せるようにする、自然で原始的な治療行為でもある（ゴリラは最低でも19種類の薬草とその効果を覚えていて、心や体の変調に合わせて適宜使うそうだ）。心が病んでいる人がざっくりこーいうのに集まりがちなのもそのせいだ。遊び自体は悪くない。きちんとした遊びを発明できていないのが悪い。

遊びなんだから、しちゃダメなことも当然ある。いくら野球がチームワークと勝ち負けの世界だからといって、バットで相手をボコにしてはいけない。ケガするし犯罪だし当然ダメっちゃダメなんだけど、じゃあなぜダメなのか。

本質的には、「次また遊べないからダメ」ということになる。

前述の通り、遊びとは脳汁を出す行為で、脳汁というのは油断すると出なくなる。加齢でも出なくなる。これを毎回きちんと出すためには継続性が必要で、バットで人を殴ると次また野球できなくなる。だからダメ。

キマり遊びにも当然それが言える。遊びには継続性が必要なのだ。しかしながら、各種キマり遊びは歴史が浅かったり逆に深すぎて失伝しているものも多く、法で規制されていたり犯罪に利用されたりとイメージも最悪なので、表立った公式ルールがなかなか見つからない。

自然、ルールは自分で決めなくてはならなくなる。

のだけれども、体当たりで良いか悪いかを決定していくには身体を損ねやすすぎる。厄介なのは、遊びのルールを定めていく過程すら人は探求、研究と称して遊べてしまうことにある。

事故は、この過程でよく起きる。

そこでフォーラムを作って今まで痛い目を見てきた人を集め、何をどうしたらこうなった等のケーススタディを徹底的にかき集めることにした（※荒らしにより閉鎖済み）。

要はフグ食と一緒だ。肝を食べたら死んだ、皮を食べたら死んだ、それらを聞いて後世に伝え、食べられるところを全員で探す。そうしてフグ食ルールを定めていく。

ダイビングについても同様だ。あれはジャック＝イヴ・クストーさんというフランスの海洋学者が、海に潜る方法を素潜りから順に研究していって、スクーバダイビングという画期的なシステムを発明した。

君主論を著した、かのニコロ・マキャヴェリも「天国に至る道は、地獄に至る道を熟知することである」と言っているしね。サードウェーブ（※２０３Ｐ参照）にふさわしい新しい遊びを生むには、全て同じ「研究」という遊びを通じて行われる。

さあ、地獄に至る道を蒐集しよう。そうしてキマり遊びをサイ・スポーツ（Psy Sports）に生まれ変わらせるんだ。

それはきっと楽しいし、そうなった世界は面白い。

草酔いの作法①健康

まず第一に、遊びもスポーツも健康でなくてはできない。さらに、それをすることでより健康にならなくてはならない。

では健康とは何か。

ＷＨＯ（世界保健機関）の定義によると、その憲章前文のなかで「肉体的、精神的及び社会的に満たされた状態であり、単に疾病又は病弱の存在しないことではない」としてきた。平たく言うと、病気じゃないことがイコール健康じゃないよ、体も心も社会との関係もバッチリなことが健康だよ、というものだ。

しかし、これはいささかマッチョ且つ理想主義に過ぎると感じるので、ここでは平成10年にWHO執行理事会から出された改正案の方を採用するよ。それは、

「肉体的、精神的、Spiritual及び社会的に満たされたDynamicな状態であり、単に疾病又は病弱の存在しないことではない」

というもので、平たく言うと、体と心と社会との関係と、あと魂が全部ひっくるめていい感じになっている状態、というものだ。健康というものを一義的にせず、環境とか状態に合わせて変動するとしている。それがいい。

長々と定義について話したけれども、これが、この体・心・魂・社会の4つの要素が次から非常に重要になってくる。これが1つでも欠けると、それは途端に遊びでもスポーツでもなくなって、ただの自傷や犯罪、メンヘラ芸に堕ちる。

では本当に遊びやスポーツになり得るのか。健康の定義が満たせるような行為になり得るのか。

1つ1つ見ていこう。地獄への道を。

草酔いの作法②脳内麻薬への理解

・エンドルフィン

最も有名な地獄は、ヘロイン、ケシ、その類だろう。ここではわかりやすく脳汁名で分類する。β-エンドルフィンをハックするものは大体この辺って感じ。

体がすんごく痛いときに痛み止めとして用いる分には依存にもならず問題ないのに、通常時に使うとものすごい多幸感が生じる。そうすると依存が発生するので精神的健康を損なう。すると連用が発生して肉体的健康を損なう。法で規制されていて怒られも発生するので社会的健康も損なう。ケシの項で話した「すべて閉じていく感覚」により魂の健康も損なう。全損だね。もはや車でいうと自走不可能。板金7万円コースってレベルじゃあない。

一生に一度、ケシ坊主を噛む程度が遊びの範疇だろう。スポーツにはなれそうもない。

■このグループにいるやつら

フェンタニル系全部、ケシ、アヘン、モルヒネ、デソモルヒネ（クロコダイル）、ヘロイン

・ドーパミン

楽しさに関わる脳汁。これが出なくなるから遊びが必要になるわけで、重要な脳汁の1つと言っていい。ドーパミンが優勢になると「いいからやってやれやってやれ」という方向に偏る。やっ

てやり指向。適度な量を適切なタイミングで出せると、今ここではないどこかに自分を連れ出してくれるとても素敵なやつ。なのだけれども。

ただし、これを覚醒剤などで追求しすぎると譫妄や被害妄想（道行く人が自分を殺すんじゃないだろうかとかそういうの）、猜疑心、誇大妄想などが膨れ上がる。陰謀論などにも傾倒しやすくなり、始終怯えて暮らさなくてはならなくなる。精神の健康がまずやられ、不眠や虫歯などで体の健康をやられる。やがて猜疑心から社会と断絶し、悪い方の幻覚で魂もやられる。

というのはルールが制定されていないために起こった現象だ。法で規制されているため情報が少なく、覚醒剤を人体限界の数百倍の濃度で静脈に打ったりするからそうなる。きちんと精密秤を買い、3ミリグラム、6ミリグラム、9ミリグラムときっちり1回分ずつ小分けにし、用途と状況に合わせて多少を使い分ける。もちろん、ドーパミン前駆体となるアミノ酸のチロシンを摂取するのを忘れずに。終わったら牛乳や豆乳を飲んで他人と密接に付き合いきちんとセロトニンを出し、1日1回必ず眠る。もちろん寝る前に歯も磨く。それでも使うのは3日に1回。

これらが守られなければすぐに泥沼と化す。

なお、負けが込んでいるときに使うのも×。勝ったときに出る脳汁を勝ってもないときに出すと、脳の報酬系回路がいかれる。具体的にどうなるかというと、無意識でわざと負け続けてチクショウと一発キメるために生きるようになる。いわゆる負け癖というやつだ。

このチクショウ一発を世間で「愛」と表現することが覚醒剤に限らず多いが、これがとっても不健康なことは分かってくれると思う。愛という言葉の中には複数の酔いが混ざっていて、それらは大別して後述のセロトニン酔いと、このドーパミン酔いがある。ドーパミン酔いを愛と表現するのは不健康極まりないので、これを悕(はい)と表記して差別化を図ろうと思っている。愛はセロトニンを出す行為で発生し、悕はドーパミンを出す行為で発生する。

そして、遊びやスポーツには愛も悕も両方とも適量が必要。適量なら悕は「ここではないどこか」に連れていってくれるし、愛は今ここを大事にしてくれる。ドーパミン単体ではスポーツにはなり得ない。

世間ではこの悕を惹起する薬物の多いこと多いこと。ストレス耐性に関わっているからなんだけれども、前述の通り摂りすぎると長い年月をかけて泥沼に引きずり込まれていく。耐ストレス性をつければつけるほど、強ストレス社会に放り込まれる。気を付けなくてはならない。

■このグループにいるやつら

覚醒剤（メタンフェタミン、アンフェタミン）、エフェドリン、コカイン、カフェイン、DV、共依存、喧嘩、支配、狩猟、ゲーム、ホラー、攻撃的なセックス、遊びやスポーツにおける「勝ち」、チンパンジー、戦争

※出なくなったときに適量であれば感度を良くするもの

メスカリン等フェネチルアミン系の幻覚剤、チロシン

なお、ドーパミンはアドレナリンへと変化する。変化すると、感じる感情も楽しさから怒りに変わる。怒りが体に悪いことを知らない人はいないと思う。しかし、全く怒らないのもいざ怒ったときにコントロールが効かなくなるので考えもの。グラウンディングにもなるし、マリファナなどで完全に消し去るのはどうかと思う。しかし、認知の歪みなどで始終アドレナリンに変わりっぱなしだと、非常に疲れるし痴呆になりやすいし人脈は壊れるし社会でやっていけなくなる。そんなときはメスカリンによるセッションが有効（だと個人的に思っている）。

ノルアドレナリンに変わることもあるんだけど、こっちは不安とか焦燥感が引き起こされるよ。怒りや不安を抱えていると、楽しさ脳汁ドーパミンがどんどんなくなって楽しくなくなるってのがよくわかる。

・セロトニン

愛情に関わる脳汁。チーム戦のスポーツで友情が育まれたり、戦友、友達、親友、恋人、家族、そういった言葉と関係が深かったりするやつ。人が人として営んで、日々やっていくために最重要となる脳内物質。やっていきにはセロトニンが必要。

前駆体となるアミノ酸（トリプトファンや5-HTP）を摂り、他人と話したり抱き合ったりで分泌される。摂るだけでは出ない。社会というものの重要性がよくわからなかった自分は、特にこれにつまずいていた。

一連の酔いの研究で得られた最も重要な成果が、これだ。

『人の脳みそはシラフではいられない』

常に何かに酔っていなくてはならないのだ。セロトニン酔いは効果時間がとても長く、普段と同じ行動が取れる上、出す条件もとても単純明快で、個々人を社会の側に寄せる。

言葉を額面通りに捉えてしまう人種にとっては、愛という言葉の定義がバラバラすぎて理解ができない。理解できないと体感できない。酔いが微かすぎて無視してしまう。だから酔いが劇的でわかりやすいドーパミン酔いの方ばかりに集中してしまうんだけれども、そうすると「やってやり指向」と呼ぶパターンにハマってしまう。

やってやり指向。

先日、オンガオンガというニュージーランド原産の、触った動物を殺すレベルの毒を持った植物を蒔きませんかとお誘いがあった。

触ると死ぬ植物を蒔く。

最近は自分も発達して、これが面白くないことだと分かるようになってきたけれども、勧めた人は何の疑いもなくこれを面白いことだと断じていた。すごいよね。自分も以前はそうだったからよくわかる。

これが、やってやり指向。要するに、社会のことや人のつながりを軽視（あるいは無視、あるいは本当に認識できない）して、やってやったぜとゲラゲラ笑えるようなことを追求していく指向性のこと。恢、つまりドーパミン酔いしか判別できていないとこういう事態に陥りがちになる。特定の感覚・感情を人生で一度も味わったことのない人ってのは確かにいて、キマり遊び界隈にはそういう人たちがその感覚を求めてたくさん集まっている。

よくよく聞いたら彼はサルビアしか幻覚剤を試していないとのこと。サルビアはκ－オピオイド受容体（ケシ系なんだけどあまり使われていない、何のためにあるのかよく分かっていない受容体）にしか作用しないため、効果も副作用もそれ関係しか出ない。

では、愛、つまりセロトニン酔いをしっかり把握できるようになるためにはどうしたらいいか。

ＤＭＴ。

奇跡だと思った。連用しても常用しても過剰摂取しても問題なく、前述のサイ・スポーツに持ってこいの物質。広く植物一般に生産されていて、抽出せず植物そのものを食べる分には法的にもクリアされている。

使用した結果、愛について、つまりセロトニン酔いについてとても理解が進む。社会に馴染めない人にとっての福音だと思った。ブラジルで犯罪者や受刑者に飲ませるボランティアが刑務所内で行われているのもすごく納得。

もちろんこれだけでは効果が薄く、きっかけにしか過ぎない。後述の方法でもって自身を鍛えて発達させないと、この経済戦争下のストレスフル社会には到底太刀打ちできないわけだけれども、それでもこれが起点となったのは間違いない。これを取ることによって、やってやり指向からやっていき指向に切り替えることができる。

やっていき指向。それは、変わらない日々を変わらないまま愛し、周りにいる人たちとの関わり合いを大事にする指向性。合言葉は「やっていきましょう」。

これは類人猿の中でもボノボ寄りの指向で、反対にドーパミン過剰だとチンパンジー寄りになる。いざというときに戦えて普段は愛と平和を説く人になるには、どちらも出せるようになっておく必要がある。

そう、ここまで読めばわかってもらえると思う。登山をスポーツとするくらい広い定義ならば、DMTが含まれたお茶を飲む行為もまたスポーツたり得る。セロトニンとドーパミン、愛と恢を適量出せるようにする行為だから。

■このグループにいるやつら

トリプタミン類（DMT、5-MeO-DMT、ブフォテニン、シロシビン、イボガインなど）、チーム戦、協力してやる作業、結婚、愛のあるセックス、日々の暮らし、握手、ハグ、ボノボ、社会、地域、人との繋がり

なお、LSDはトリプタミン類ではあるものの、DMTとは酔いがニュアンス程度しか似てお

らず、効果時間が長すぎて逆にセロトニン受容体の感度を下げると感じた。ＬＳＤを用いた芸術作品に退廃的なものが多いのはそのせいもあるのでは？

草酔いの作法③グラウンディング

そして最重要なのがグラウンディング。

ぶっちゃけると最初は軽視していた。覚醒剤ならともかく、幻覚剤使っておかしくなる人なんて本当にいるのか？　こんなん必要か？　と思っていた。しかしそれは間違いだった。

自分はもともとおかしかった。

こういう活動をやる前から。

この事実に気付いたのは、グラウンディングとは何かが分かりかけてきた頃合いだった。

結論から言うと、グラウンディングを徹底すると現実社会で生き抜く力になる。地に足がつく、とはよく言ったもので、言葉通り大地に精神の足をつける手法がグラウンディングだ。

最初期、まだ一緒に研究をする人がぼちぼち集まってきたかなという時期には、グラウンディングについての情報も貧弱だった。その中で手探りしながらグラウンディングの本質とは何かを探っていた。その際集まってきていた情報は次の通りだ。

・目を閉じて、心の中でＡ４用紙を１枚１枚落としていく
・タバコを吸う
・体を使って遊ぶ
・土いじりをする

この中でタバコにはずいぶんと助けられた。この中ではタバコを吸うという方法が一等よく効いたのだ。今でもグラウンディングにはタバコと皆に言っている。もちろん依存にならないように。最初期の安全性はこれで確保していた。

やがて人が増えるにつれて、どんどんと新しい方法が集まっていった。

・太鼓を叩く
・泥の上を裸足で歩く
・おもちゃの剣や銃を本気で構える
・武術の型稽古をする
・肉、なかでも鯉や豚肉を食べる
・熱い湯に浸かる

——さて。状況はあるなしクイズの様相を呈してきた。先の10の方法に共通しているものとは何か。

その答えを探るでもなくいつものように幻覚剤を摂取し、先の方法でグラウンディングを試み、また日を置いて幻覚剤を飲み、グラウンディングし。

これを繰り返し繰り返ししてみた。そうすると、自然と1つの結論が浮かび上がってきた。つまるところグラウンディングとは、先の項で触れた主観的事実「中心の移動」のうち、自分の中心を会陰や丹田（下っ腹あたり）に持ってくるというそれだけのことに過ぎなかった。

それを、食べるものや吸うもの、外界の刺激などで簡単に再現する方法を集めたのが先の方法群だったのだ。それに気が付いたとき、そんな食べたり吸ったりせずとも体感覚だけでグラウンディングができるようになっていた（外丹法から内丹法に移行したわけだ）。

そうなると非常によく捗る。色々。

たとえば朝起きる。まだ脳みそが起きていない。顔を洗う。グラウンディングをする。

しゃっきり！

外に出る。他人と話す。浮いちゃって頭が痛くなる。グラウンディングをする。

すっきり！

式か何かでスピーチを頼まれる。緊張する。グラウンディングをする。

しっかり！

怒鳴られる。グラウンディングを保つ。
なんやとこのくそハゲ殺す（冷静）

とまあこのように、何事に対してもストレスなく対応することができるようになる。これを疎かにすると社会からドロップアウトまっしぐらになって、ＡＳＤだの回避性人格障害だの引きこもりだのと適当な名前でなじられる。この効果は格闘技や各種スポーツをある程度本気で行った人だけが習得し得る智慧だ。

これに気付いたとき、日々是修行なんだなと分かった。

たとえば車に乗っていて、後ろから危険な追い越しをされた。カチンときた。追い抜くだけならまだしもあんな危険な……という発想が出るようではまだまだ修行不足。カチンときたということは頭に来ているわけで。つまり上に上がっちゃってる。きちんと下っ腹へ下げたままにしておけば、そんな発想はまず出てこない。出てくるのは、冷静に相手を観察し攻撃を加えるかどうかの判定だけだ。中心が鳩尾にあると怖くなっちゃって運転できないし、胸も喉も車に乗っている以上相手に気持ちを伝える術がない。だから丹田より下が正解。

たとえば見知らぬグループに話しかけるとき、アガってうまいこと話せなくなってしまう。言葉が出てこない。これも修行不足。きちんと下まで下げたまま歩み寄って、用があるときは胸まで上げて、交渉するときはそのまま下で、議論するときは額まで上げて、そうして楽しめるようになったらフリーに色々動かして、といった感じで。

幻覚剤をスポーツとして使用するのであれば、飲んだらグラウンディングすること。これはルールとして絶対に欠かせないポイントの1つだろう。

そうそう。繰り返すけど、向き合いたくない過去の記憶や悲しみ、トラウマなんかがあるときちんとグラウンディングできないから気を付けてね。封印していたそれらがあると、幻覚剤を摂取したときに一度に直面する羽目になってキッツい。それが積もり積もってあまりに重すぎると、最悪幻覚剤セッションのあと自殺するという選択を取ることもある。

そうならないためにも、飲む前に、直面するかもしれないものを全部出しておきましょう。ちょうどさっき質問されたので転載します。以下その例です。

相談者A：

お茶を飲む時の心構えについて質問があり、連絡しました。

気分が沈んでいる人間、例えば昨日仕事をクビになった鬱病の兆候がある人間はアカシア茶を控えるべきでしょうか？

青井：

お久しぶりです。

相談内容ですが、自分なら飲みます。ただし、メンタルセットを入念に整える必要があります。環境が変わる節目を迎えたわけですが、その際置いてきぼりにされた気持ちがあるはずです。理不尽を受けたり悪意に晒されたりした過去をきちんと振り返って、その時感じた感情をＡ４用紙に書いて把握する。

全て思い出したのなら、一度徹底的にその感情を再現する。燃やし尽くす。ぬいぐるみ殴ってもいいし、迷惑にならないところで罵声をあげてもいいし。

そして紙の最後に「記憶と感情を切り離す」と書く。

そうすることでメンタルセットが整います。

目的をしっかり持って臨む以上、悪い方には入りません。逆に、逃げるために飲むのが一番悪いです。

要は、次に向かう意志です。

次に向かうために飲んで切り替える。これは最上です。

次に向かいたいから飲む。次善です。

お休みモードに切り替えるために飲む。これもとってもいいです。

お休みしたいから飲む。次善です。

最悪なのが、思い出したくない何かから逃げるために飲む。アカシアはこれを許しません。病んだドラッグユーザーがアカシアを好まないのもこの点にあります。

だから自分はアカシアを広めています。お休みでも仕事でもいいので、ぜひ、次に向かってください。

相談者A：

ありがとうございます。

自分の過去ではない何処かに目を向けたい、とは思っていましたが自分の未来、については考えていない自分がいました。

自分の後ろではなく、前に向かって行きます。

気持ちも楽になりました。今週末、決行します。アドバイスありがとうございます。

青井：
良い旅をb
(台風がきています。頭痛ーるというアプリで気圧の変動を確かめ、急降下しない時間帯を選ぶとなおよいです)

はい。そんな感じ。

他にも下げられない理由、というか人によって下げたくない隠された理由があって、それは多くの場合、責任に関係している。

ペットの世話をする責任、部下を食わせていく責任、部屋の掃除、炊事洗濯ごはんの支度、大小これらの責任がもうどうしようもなくて放棄したい。そうしたとき人はうまいこと下げられなくなる。

これは下がらないからできない人もいて、卵が先か鶏が先かはわからない。その時々によって違う。が、何とかして下げると格段にこれらをこなすのが楽になる。こなすのが楽になると引き受けやすくもなる。いったん引き受けると、今度はそれが果たせない未来の方が怖くなるから、しっかり下がったままになる。

一見していいことだけれども、お茶会に来る人はこの下がったまま固定されちゃって上がらなくなった人が結構な数いる。下がったままだと体も思考も固くなり、柔軟な対応ができなくなる。新しい情報も吸収できない。子ども心を忘れる、というと分かりやすいだろうか。

人は、変化する様々な環境にあわせて戦術セットを持っている。そのセットは脳内で体感覚と非常に近しい場所に格納されていて、体の中心を変えることで自在に引き出すことができる。

戦うべきときは下げて戦い、遊ぶときは上げて遊び、共感するときは胸に、悲しみを解放するときは腹に。状況に合わせて中心を動かして、人生全てを楽しみ尽くそう。

サードウェーブ、つまり今から起こるムーブメントは、今までの身体を壊しがちなキマリ遊びではなく、そこから新たに生まれ出たサイ・スポーツが基本となるだろう。

この2つは最初は混同されるだろうけれども、そのうちキマリ遊びは時代遅れになる。なぜなら先駆者たちが本やネットですでに遊び尽くして情報を出し尽くしているからだ。

その点、サイ・スポーツにはまだまだ発展の可能性がある。精神世界は広大で、まだ情報が全く出切っていない。才ある人たちが今後も様々なものを持ち帰ってきてくれることだろう。今から楽しみで仕方ない。

セカンドウェーブまでは、浮いたまま元に戻らない人がある種カッコイイとされてしまっていた。それはグラウンディングの情報やその他が蓄積されていなかった、地獄への道を全部出し切れていなかったためで、それだと心の傷がそのままに放置されてどんどん膿んでしまう。特に、脱社会や反社会的な文脈のことを語り出したら要注意。そうやって自分の心の傷を社会に投影してしまうと我が身を振り返らなくなり、治療抵抗が形成され、自然治癒が長引く。これでは到底スポーツとは言えない。

まとめると、人は遊びを通して脳汁を出す。脳汁を出すとその種類に応じて酔う。酔いには様々な落とし穴があるが、どれも適量なら必要なもの。遊びとしてちょいちょいつまむ程度ならいいけど、この遊びたちをスポーツとして進化させるためには、ドーパミン、セロトニン、この2つを出したりキャッチしたりできるようにルールや遊び方を設定する必要がある。そこを外れると、浮いてしまったり体や精神や社会性を壊したりする。

そして今まさに、キマり遊びを通して新たなスポーツが生まれつつある。ドーパミン調整、セロトニン調整、グラウンディングとまだルールは8割ってとこだけれども、な―にバスケだって最初はそんなもんだった。バスケゴールも最初は手桶だった。だから、これから先さらに精度を高めていけるだろう。登山といっしょで勝ち負けはなく、それを決める者は誰もいない。あるいは深淵から持ち帰ってきて落とし込んだ製作物を視聴する観客だけが審査員だ。

精神世界から持ち帰った法則を表現するのは、いつの時代だって人間の根源的な活動の1つであり、それを完全に阻むことはたとえ国だろうができやしない。流通の悪意やセッティングの落とし穴を除去していき、新しいスポーツをここに誕生させよう。そうなった世界の旭日をみんなで見よう。

草酔いの作法④逆耐性について

こうして酔いの基本を押さえた。すると面白いことに、今まで見過ごしていた微かな酔いにも気付くようになる。

酔いは気付けば加速する、という性質がどうやらあるようだ。深く酔うためには酔っている脳みそ、わっしょいしている脳みその場所に意識のフォーカスを当ててやらなくてはならない。これがわっしょいキャッチだ。逆に、酔いたくないときはそのわっしょいから意識を逸らしてあげるといい。脳を使う作業をするとき、酔っている脳の部位を迂回するのだ。

ちなみに酔っている最中に人と話すと簡単に迂回する。人と話すというのは非常に高度な技術を要するものなので、酔っている部分を使っているヒマなどなくなるからだろう。

ケンカ腰のテレビを見たり現場を見たりしても同じになる。グラウンディングされてしまうのだ。グラウンディングしてしまうともう微かな酔いは認識できなくなる。わっしょい逸らし、と呼んでいるがもっといい呼称はあるかもしれない。

これらをしないよう心掛け、目を閉じどの部位が酔っているのかにフォーカスを当てると、その酔いは加速していく。これがうまくできるようになることを「逆耐性」と自分は呼んでいる。初めての幻覚剤、その最初の1回目がモンスターヒットになるのはこの逸らしたり焦点を当てたりといったことができずにただただ直面してしまうからだろう。

これは普段ストレスを感じたときに役に立つ。ストレスというのは酔いの一種だ。たとえばふとした瞬間に過去の腹立たしい出来事を思い出してむかっ腹が立つときがある。これは、モノアミン系依存によるアドレナリンドーズが起こったからで、記憶はそれに引っ張られて出てきたにすぎない。先の逆耐性とわっしょい逸らしを覚えていたら、そのときアドレナリンを燃やし尽くすか逸らすかを選べるようになる。なんでもないときに不安や恐怖を覚えたときも、それがノルアドレナリン依存だとわかるので逸らせる。メチルフェニデートを摂ったときの焦燥感も（かなり難しいけど）意識すれば逸らせる。

逆に、日常の些細な出来事に感動したり心動かされたりすると人生がとても華やぐので、ストレスフリーの環境に身を置ける身分になったらわっしょいキャッチを楽しもう。

また前述のアヤワスカアナログを使うことで、驚くべきことに、その他の薬物の耐性を切ることができる。おそらく出にくくなった脳汁を出やすくする効果と関係があるのだろう。「逆耐性」と言ったとき、この耐性切り効果を指す場合とわっしょいキャッチを指す場合があるので注意。

ケシやスイレンなど耐性のできやすい多幸感系のものを試すときは、間にアヤワスカアナログを挟むことで耐性が切れて末長く楽しめる。

中心の上げ下げの技術、わっしょいキャッチ、逆耐性。それぞれを身につけたのであれば、次からはその微かな、しかしはっきりと面白い酔い達を紹介していこうと思う。

【日常編】

肉ハイ

はいっ！　というわけで、度重なる幻覚剤の使用により逆耐性のついた青井はただの肉でハイになれるよ！

以下そのやり方を説明するね。

肉ハイのやり方

まず良質なブロック牛肉とレンジとバーナーを用意する。以下の調理法は牛でなくてはダメ。あとこれをやって腹壊したとか健康被害を負ったとか言われても責任持てないから、いつも通り自己責任でお願いいね。

①肉をレンチンする

200ワットで2分を数回。常温に戻すだけでもいいよ。肉の内側までほんのり温かくなったかも、というところで次ステップ。
②バーナーで表面を炙る
手持ちバーナーの火力を最大にし、焦がす勢いでガン炙る。目的は殺菌なので、出てきた肉汁もバーナーの火で沸騰させる。
③菌に汚染されないよう丁寧にひっくり返し、炙る
表面全てを殺菌してね。菌がどこにいるか想定できない人はそもそも手を出さないように。
④筋繊維に垂直になるように切る
いやもうぶっちゃけ歯が丈夫なら切らなくていい。そのままかぶりつけ！　箸なんざ要らねぇ！　ナマを感じろ！
⑤胃腸薬を飲む
いやもうぶっちゃけ胃が丈夫なら飲まなくていい。飲むならタカヂアスターゼが入っているやつね。肉そのものの酔いを確かめたいのであれば、チョウジやクローブが入っているとジャマだと思うからその辺気を付けて。

・酔い方のコツ
気感が身に付いている人は、喰った後に第一、第二チャクラのあたりを回すような感じで意識

するとよりハイになれるよ。

スピリチュアルを訓練している人は、いただきます、という言葉を発する際にリアルに牛さんを想像し、本当に殺したんだ、目の前の肉はつい先週まで生きていたものの肉なんだ、ということを強く意識する。

次に、ごちそうさま、という言葉を発する際にリアルに死んで向こうの世界に行った牛さんを想像し、飢えた自分を身を挺して救ってくれてありがとう、本当にありがとう、という伝えても伝えきれない感謝の念を牛さんに送る。本気で死を意識すると最初はその多大なインパクトに驚くと思う。しかし、インパクトはでかくとも「死」それ自体に意味はない。対象の死、その意味は、自分自身の意思で選択できるのだ、という意識を持とう。そう、できるだけ目の前の肉が旨くなるような意味を。

謝肉祭の音楽をかけるのも良い。とにかく感謝の念をもって最大限の敬意を払い楽しみ尽くす。楽しむことが最大の鎮魂になるというアイヌの教えを採用してもいいし、強いものが喰らうという野蛮人（バルバロイ）世界観を採用してもいい。

あるいは飢饉の農民ごっこをしながら床に這いつくばり、目をぎらつかせながら素手で勢いよくバクバクむしゃむしゃっと食べ、両手に肉を持って「ありがてぇ……ありがてえ……っ！」とポロポロ泣きながら呟くのも大いにあり。とにかくセッティングが大事。なりきることが大事。

なお必ず肉のみを食べること。野菜、穀物は一緒に食べないようにし、ジュースは糖を控えて酸性の強い１００％果汁か炭酸を選択する（消化促進のため）。肉単体のサイコアクティブを一度でも確かめてキャッチできれば、次から肉酔いは加速する。

赤身であればなお良い。脂身が多いと量が食べられない。タカヂアなどの消化促進剤を併用すると、消化に無駄なエネルギーが割かれずよりハイになれるのでオススメ。

食後数時間して胃の中から肉が消えたら、山芋などの生理的アルカリ性のものを雑穀とともに食べ、胃腸内をクリーンアップするとなお良い。大腸がんのリスクも減る。

タンパク質を大量に摂取することになるので、筋トレの効果が大幅に上がる。せっかくなので運動してみてもいいね。さらにハイになれる。

ところで、やたらハイになるハイになると言ってきたが、このあたりの酔いの言語化が細分化されていないことに気付いた。

幻覚剤と覚醒剤と酩酊剤（酒、シンナーなど）の酔いがそれぞれ全く違うのが明白なように、各種酔いは基本的に全く別物と考えていい。◯◯は××に似ている、などとよく言われるが、それは「ニュアンスがほんのり似てるかな」程度の捉え方で構わない。

そしてここでの「ハイになる」とは、「気分が上向きになり、やる気が出てきてそれが長時間続き、副作用がなく、力が強くなって何でもできるような錯覚を感じる」とまあそのくらいの意味で使ったよ。

そうそう、胃腸が弱ってるときに多量の水やアルカリ物と一緒に肉食べるとエネルギーが奪われまくって寝込むからその辺は注意してね。

NOTE：牛肉

牛肉にはカルニチンやアナンダマイドなど特有の成分が入っており、漢方処方でも気分を上向きにさせる効果が認められている。元気を先取りする魔剤群と違い、自然と活力が沸いてくるのでとても良い。低気圧にやられそうな日には特に効果的。

ただ海外産の肉には成長ホルモンが添加されているので、もしかするとその酔いかもしれないことにも注意。オランダでは牛への成長ホルモン投与を禁止したら、その年以降に生まれた国民の平均身長が5センチ縮まってしまったという話もある。

あと、その動物が死んだときの状況によってサイコアクティブの方向性や度合いが違うっぽいことも面白い。

以前に一度、檻ごと水に漬けて水死させたイノシシの肩ロース肉を食べさせてもらったことがあった。そのときは数切れ食べただけでとんでもなく性欲が沸き起こってきて仕方がなかった。より残酷な殺し方を好んでする国があるのは、もしかしたらこういうことなのかもしれないね。

懐古

この時点では、ドーパミン酔いとセロトニン酔いの大別を思いついていなかった。今思えばこの肉ハイは恢、ドパ酔いの一種のような気がする。

ドパ酔いにもいろいろあって、カフェインによるものから始まってチロシン単体、エフェドリン、メチルフェニデート、それらの複合と、それぞれ異なる酔いっぷりを見せる。エンドルフィンも結局はドーパミン遊離を誘発させることで快感を得ているので、ドパ酔いの一種と言えなくもない。ドーパミンは脳内で所狭しと活躍しているんだろうね。

人の脳みそは常時何かに酔っていなくてはならない。できればセロトニン酔いが最も健康的だけれども、常時他人に接触できるのはリアルが充実している人と書いてリア充どもしかいないので、それらは容易に爆発するので、ドパ酔いも操作できるようになっておくと便利。

ちなみに珍しいところでは、ノルアドレナリン酔いに傾倒する人もいる。毎日仏壇で泣いていて、泣いた後すっきりしている人なんかはこれだ。他にもアドレナリン酔い、いわゆる怒り中毒の人もいる。

どの酔いに傾倒するかによって日々の暮らしや付き合う人が大きく変わってくるので、メンヘラと言われない程度には脳汁を分類して付き合い方を一考するの超オススメ。せっかく酔いで遊ぶんだしね。一番いけないのが、ストレスに耐性をつけようつけようとしすぎて脳汁が出なくなること。遊びって大事。大人ならなおさら。

【日常編】

事務ハイ

さらにもっと実用的な酔いはないものか。
そんな求道的功利主義者にもオススメなのが、この事務ハイ！
やり方は簡単。事務でハイになるだけ！

使うもの

- ＤＭＡＥ：１カプセル
- グレープジュース：３〜４００ミリリットル
- マルトデキストリン：大さじ３杯

もはや雑草酔いともアヤワスカともなんの関係もなくなってしまったが、まあいいだろ。これはストレス酔いまで含めた酔いの本だし。それも健康志向の。

事務ハイのやり方

まずセッティング。段取り七分と古事記にも書いてある通り、仕事の段取りを全て済ませる。印刷機のインクや紙補充、パソコンの電源確保、座り心地の良い椅子、音楽、軽食、まとめる領収書や書類、ＴＯＤＯリストの作成、などなど。やろうとしていることに集中できる環境をガッと整えてしまう。

次に、グレープジュースに（リンゴでもオレンジでも酸味のあるジュースなら何でもいい）ＤＭＡＥを１カプセル割り入れて溶かす。マルトデキストリン（粉飴。粉糖ではない）も大さじ３杯以上溶かす。

できたドリンクを事務作業の合間合間にちびちびと飲んでいく。

ＤＭＡＥはアセチルコリンの前駆体、マルトデキストリンは多糖類で脳の栄養源。

このサイコアクティブのキモは、いかに集中力の限界を突破して脳みそをフロー状態にさせるかに尽きる。

やってみた感想。

いや、ドＨＩＧＨになるわマジで。

集中力ってさ、その日のコンディションや食べたものによってけっこう違いが出てくるよね。

腹減ってたりすると目が滑って字が読みづらくなったり、おなかいっぱいすぎて眠たくなったり。そんな状態を化学製品で無理やり突破するもんだから、脳みそがその日1日アクセル踏みっぱなしで回転しまくる。家事も掃除も洗濯もその勢いでやれるもんだから相当重宝している。副作用も特になく、これを続けるとシラフでも頭の回転が良くなったような気がする。

気を付けなくてはならない点が2つある。どちらも自分の個人的な脳みその問題かもしれないが、1つは他人が話しかけてくるかどうか。話しかけられるとハイが途切れる。もう2つは創造的な類の仕事でネタを思いつく作業が工程に含まれているかどうか。含まれている場合そこで途端に途切れる。これはチロシンとかドーパミン系を使う必要があるのでまた別のサイコアクティブになる。別セットのドリンクを作成しなくてはならない。ネタを思いついたあとでそれを著すだけ、という作業ならこの事務ハイドリンクセットで構わない。

ちなみにアセチルコリンやドーパミンに感度が高い人は、このドリンクを一口飲んだだけでガツンと頭を殴られたような衝撃とともに膝から崩れ落ちたりするので要注意。自分に合うか合わないかを一度安全なところで試してから、というのは古今東西のサイコアクティブの鉄則だよ。

疑問点

●ＤＭＡＥじゃなくてコリンじゃだめなの？

↓ダメー。前駆体として遠い。脳関門を通らないから、コリンが枯渇している人以外ほとんど意味がないよ。
●マルトデキストリンじゃなくて砂糖とかラムネとかでいい？
↓ダメー。単糖類や二糖類だと血糖値スパイクが簡単に起こるし、消費が早い。眠くなるしボーっとするし大して効果ないしで検討に値しない。
●カフェインとかとチャンポンしていい？
↓ダメ。と言いたいけれども人それぞれ、仕事それぞれかもしれないなぁ。どうせカフェインとチャンポンするんだったらドーパミンの前駆体もチャンポンすればいいよ。チロシンかフェニルアラニンがそれだから。さらにどうせドーパミン出すんだったら麻黄も入れればいいよね。でもそしたら体動かしたくなりすぎて椅子に座ってられないか（笑）。
●ＤＭＡＥってスマートドラッグの一種でしょ？　だったらピラセタムやアニラセタムと合わせるといいんでないの？
↓その通り！　そのセットもすごく効果が高い。しかし1回そのセットで文字を書いてみたらなぜかわからないけど句点まで4行あるような見事な長乱文が形成されて仕事にならなかった思い出があって、こんな感じでどんどん行が長くなっていって書いている本人も何を書いているのかだんだん分からなくなってくるっていう悪弊と戦わなきゃいけないから文筆家にとっては相当しんどくなると思うけど、仕事次第で高効率を叩き出せるかもしれないから1回試してみるといいよ。

●どこで買えるの？

→安全なお役立ち薬の広告リンクを薬草協会のサイトに貼ったから好きなの選んで買うといいよ（ダイレクトマーケティング）。広告収入は協会への寄付として扱うよ。

【薬草協会：役立つ薬】

https://aoi-do.com/?page_id=1523

【日常編】車酔い

いや自分でもまさかと思ったんだけれどもさ、車酔いで幻覚見られたわ。酔い方の詳細を記すから皆もバスとかで酔ったらやってみてマジで。

イランのスーフィズムでは数時間グルグル回ることで変性意識状態に入るとの情報は入ってきてたんだ。その変性意識状態とやらがどんなものか知りたかったから、たぶん車酔いとかと一緒なんだろうなと当たりをつけたら、まあ、見られたよね。これからシラフで向こう側を見る手法として主流になるかもしれない。

あとこの手法自体は、小さな変性意識をもたらすもの（たとえば咳止めとか雑草吸いとか）を摂取した際にその酔いをキャッチする手法と同じものだから、訓練すると様々な酔いが見られて素敵だよ。

どう酔ったか

四国のぐねぐね山道を、友人が運転する車の助手席に座って体験。30分もしたら吐き気とフラフラ感。あと中心が上に昇ってる感がしてきた。ので、ナーガムドラでまず自我をへそ下あたりまでおろす。不思議なことに、中心を下ろすと酔いの気持ち悪さが全くなくなる。

次に、眼閃（がんせん）（Phosphene）に注目してみる。目を閉じると、まぶたの裏にうにょうにょしたものが見えると思う。それが眼閃。それを目で追う感じ。

いつもより激しく見えていて（おっ、これはいけるんちゃう？）と思い、3分ほど見つめ続ける。この間もナーガムドラの印を結んでおり、自我を下にキープしている。徐々に眼閃が意味ありげに変化してきて、線画じみた女性の横顔などを形作ってきた。

そして、ある一瞬を境に眼閃が前に陥没するようにして奥行きを得、カラフルな右巻きのニエリカ（幻覚渦）を生じた。最初はリリカルなのはのＯＰにあるような青い空に浮かぶ雲を高速で飛び抜けているような感じのニエリカ。

これが落ち着いてくると、水を張った道路に雨がしとしとと落ちてくる感じの幻覚。なぜか糸が六角形に敷き詰められている。

目を開けてあたりを見回すと、やっぱりなんてことのない普通の山道で、ナーガムドラを解除すると普通に中心がホームポジション（自分の場合は目のあたり）に戻ってまた気持ち悪くなった。

あれ以来あまり乗り物酔いをしなくなったので、追試験する機会が失われて久しい。というわけで、これを読んだ乗り物酔いをしやすい皆さん！　バスとかで酔って追試験したらその結果をツイッターに　#バス酔いサイケ　というハッシュタグ付きで流してほしいんだぜ！　ついでに#青井堂　とかつけてくれると喜ぶんだぜ！（ステマ）

NOTE：おはようサイケ

人間は脳内で極微量のDMTを常に生成していて、寝るときにそれがだばぁと放出される。と同時にMAO阻害薬様の物質も分泌しているらしい。つまり人間は1日1回常にアヤワスカセッションをしているような生き物なのだ。

アヤワスカした日は眠りが浅くなるのも、寝る直前と起きた直後は幻覚を見るって人がいるのも、それらを裏付けている。transnautさんという方はこれに「おはようサイケ」という名を付けた。

さらに突っ込むとLSDをやりながらIKEAの家具を組み立てるというバカ番組がAmazonプライムで昔配信されていたことがあって、番組名はHIKEAっていうんだけれども、それを霊感のある彼女に見せたら「やばい！　ゥオエッ!!　LSDは絶対禁止すべき！　首の後ろから風邪のときの鼻水みたいな気持っち悪ぅいオーラがデロォって出てて絶対これ体に悪いよ！

……なんかLSD作るときに変な異性体とか混じるの？　よくわかんないけど、LSDの構造自体も完璧じゃないって気がする。アヤワスカはそんなことないのに。逆にどんどんクリアになってってく印象なのに」という貴重な感想をいただいた。

ＤＭＴは人体から分泌されている物質そのものの構造をしてるから、クリアになるのかね。知らんけど。

コラム

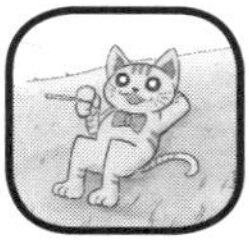

結局のところ、どのように生きたら生きやすいのか

※読み飛ばしたい人用の論旨まとめ！
自分の過去は、いわゆる意識高い系（笑）の末路と言っていい。なぜこんな失敗をしたか、それは重要な概念群が当時発明されていなかったから。今ようやく復帰できつつあるのは心の傷を癒してくれた幻覚植物とそれに連なるヒーリングの手法のおかげで、あと必要な概念群が発明されたことが大きい。今こうして振り返って、日々どのように暮らせば効率よく単視点者が発達できるか考えてみた。

自分は大学の頃に、「あ、これ俺生きていけない」と悟った。身の回りのことが何もできない。出す書類をまとめられない。毎日決まったことができない。決定的だったのは、他の人が何を考えて行動しているか全くわからないことだった。

田舎の大学だったため、就職してお金を稼ぐ以外の選択肢がなかった。ないわけではないはずだけれども、情報が全く入ってこなかった。周りにある施設には全て顔を出してみた。怪しい宗教団体もすべて。しかし、入ってくる情報は婿養子だとか農家を継ぐだとかそういったものしかなかった。もしかしたら当時の自分には見えなかったのかもしれない。視野が狭すぎて。

就職超氷河期が云々とかそういう声も聞くともなしに聞こえてきて、余計に恐怖は募った。社会のことを知るために、経済学科の人らを集めて投資部を作って一緒に勉強してみたりもした。社会に出てやっていく方法を。その時にかき集めて読み漁ったビジネス書や自己啓発系の本は、すべて今、身になっていない。

会社を立ち上げた。水質浄化の特許を取って、養殖施設を立ち上げて、しかし一個も回らないまま潰してしまった。親兄弟から借りた1000万近い借金だけが残った。当時は津波のせいにでもしないと気がくるって死にそうだったからそうしたが、そうじゃない。

結局のところ、自分が何も知らなかったからそうなった。そして当時、なぜそうなってしまうのかを誰も知らなかった。当時流行っていた意識高い系（笑）というやつで、これの犠牲になった単視点者は自分だけではないはずだ。

発達がしたかった。

ただただ、発達がしたかった。

金も人もすべて失った後、茫然としながら田舎に帰って鍬でも振るおうとしたが、公務員の親を持つ自分に耕させてくれる畑などなかった。国から補助金をもらって農業研修にありつけたものの、発達不足から病んだパートのおばちゃんの執拗な嫌がらせを受けて首になった。バイト先の本屋ではこれまた病んだ人から嫌がらせを受けた。これも後述するけれども自分の発達不足だと思う。大学の頃に恐れていたことはやはり事実で、どうしようもなかった。

そして、軽トラ生活が始まった。

軽トラ暮らしをケイトライフと名付け（ここもなんか今見ると意識高い系っぽい笑）、塩ラーメンに食える雑草を入れたりして日々を凌いでいった。

軽トラ暮らしには資源がいる。そこら辺のゴミ、薪用の公園の枯れた木、トイレ、トイレの水、電波、その他諸々。だから雑草も資源だ。資源なら、ただ食べるだけじゃなくて、吸ったり塗ったりして効果が出たら面白いよなと思ってやり始めた。この本に書かれている諸々は、そういう経緯で見つけていったものだ。

そうして４年、様々な変性意識を体験した。

オーソドックスなものから、自分の見つけた変なものまで。すると、まず怒りがほどけてきた。特にメスカリン（サボテン）でほどけた。次に、悲しみがほどけてきた。それはＤＭＴ（アカシア）がよかった。さらに、自分の隠された機能や特性を知り、脳汁の制御方法を知り、おぼろげながら社会、というよりも「他人」が見えてきた。

だからこそ今ここで、ようやく過去を振り返ることができる。なぜストレスに潰されたのか。なぜ自分が失敗したのか、なぜ発達できなかったのか。どうやったら発達できるのか。

最初のつまずき。それは「単視点／複視点」という概念がなかったことだ。

起業前にかき集めた社会参画を促す自己啓発やビジネス書の類に、単視点用のものが一切と言っていいほど入っていなかった。まずこれが一番大きい。自分と違ったタイプの本で人付き合いの方法を学んだから、人と話すと多大なストレスがかかって頭が痛くなったりしたんだと思う。最近になってようやく、ＡＤＨＤの人が何とかしてやっていくためのビジネス本が出た。今後、この波は大きくなっていってほしい。じゃないと報われない。

次のつまずきは、「やっていき／やってやり」という概念がなかったこと。

やっていく。日々の細かいことを面倒だと思わず、１つ１つこなしていくこと。身近な人たちに気を配ること。これにはセロトニンという脳汁がいる。

セロトニンは他者との交流やペットを揉みしだくことで出る。いくらバナナ牛乳を飲んでも5-HTPを飲んでも、条件を整えなくては出ない。この自然の安定剤なしでストレスを消そうと思えば、過激な方法に進まざるを得ない。そしてそれは大体のところ体に悪い。

なおセロトニン酔いに気付くためには、セロトニン受容体に作用する幻覚剤がもっとも効果的だ。その点でＤＭＴには本当に助けられた。これ、つまりセロトニン酔いは、愛とも言い換えることができる。自分は愛を受けて育ったはずなのに、その酔いに無頓着だった。だから失敗した。

やってやる。日々の細かいことが面倒なので、全部ぶっ飛ばせるような解決策を模索すること。

やってやったぜ、といえる状況を作ること。勝ち負けで判断すること。これはドーパミンという脳汁に支配されているときに発生する。楽しいことや面白いことをすると出るが、効果時間が短く、何度もやるうちに耐性ができる。するとどんどん刺激が強くなり、過激になり、心身を壊していく。「ストレス耐性を強めればより強いストレス社会に放り込まれる」原理はおそらくここから来ている。しかし、「ここではないどこか」に行くためには必須の脳汁で、生きるためにはドーパミンとセロトニン両方とも必要なことは言うまでもない。

ただ、生計を立てるのに一番必要なことは、日々の細かいことを丁寧にやっていくことで、奇抜なことを奇想天外な方法でやってやることではない。当時就職ができない状況だったからといって、自分で生業を起こそうとするのは「やってやり指向」であって、一番選択しちゃいけないものだった。探せば工場のネジ締めバイトくらいあっただろう。

そして最後に、「自分の中心を動かすこと」だ。

農業研修のときにおばちゃんから、トマトをわざと傷つけてからこちらの収穫かごに交ぜてくる、という嫌がらせを受けた。その理由は、今なら大体わかる。

彼女は61歳で、夫がガンを患っていた。休憩時間になるとたびたびその話を涙ながらにするのだが、自分はそのたびに（ああ、ミュンヒハウゼン代理だな、この人も病んでいるなぁ）と思いながらうつらうつら船を漕いでいた。多分これが彼女の癇に障ったんだろうな。

※代理ミュンヒハウゼン症候群：自分の代わりに近しい人を病ませ、献身的に介護する姿勢を他人に見せることで「ねっ、私かわいそうでしょ、こんなにがんばってすごいでしょ！」をする病理。変形メンヘラ芸。ざっくりなのであとはググってね。

マジックマッシュルームをやる前までは、これがミュンヒハウゼン代理ということも気付かなかっただろうと思う。けれどもこのとき、バリ島で3回やったことで、人の気持ちがわかるようになったかもしれないという驕りが発生していた。トリプタミン系というのは大正解だったけれど、たった3回ではこの「自分の中心を上下に動かす」までたどり着くことはできなかった。結果、頭で理解しただけに終わってしまっていた。あのときもっと胸にまで動かしていたなら、きちんと共感できて彼女の私怨を無駄に買ったりもしなかっただろう。

下がらない、つまりフワフワ浮いていることで、どこに行っても病んだ人からの執拗な嫌がらせを受け続けた。本屋のバイトではバックヤードと呼ばれる人の目の届かないところに本を戻しに行った際に、後でこっそりその本を互い違いにバラバラに置きなおされた。当然自分が怒られるわけだけれども、彼をそうさせてしまった原因はおそらく自分にある。米作りのバイトでも、別口のプチトマト農家研修でも同じことが起こった。社会は責任を引き受ける能力や態度にうるさいため、浮いている人にとても厳しい。

まとめると、単視点者向けのビジネス書というか発達指南書が必要で、ドーパミンとセロトニンの各種酔いに精通する必要があり、自分の中心を上下に移動させる技術体系各種を学ぶ必要があった。

単視点者がストレスなく社会に出るうえで必要なものはまだまだあるかもしれない。人によってパターンも違う。自分は社会が分からない系だから、おっちょこちょい系とかだるい系に関しては言及できない。しかし、これはまだ端緒（たんしょ）についたばかりのことだ。単視点者向けの発達指南書はこれからますます出版され、ビジネス本コーナーで幅を利かせることだろう。それは本当に、10年前にあってほしかった。だから、今この場でその流れに一役買えることに感謝を申し上げます。もちろん、この内容が批難されることは目に見えている。しかし批難にさらされることで「いやいや俺の考える最強の発達とはこうだ!!」といって後に続く人が現れるはず。それを期待している。自分もその口だから。

というわけで、ストレスを適度に抑える単視点者の発達のすすめ。

・生活の最小構成を確かめる

最初期は社会から益を汲み出すことがすごく難しい。だから、たとえどうなっても、書類仕事と人付き合いが下手で全ての福祉から切り離されたとしても云年生きていける、そんな自分にとっての最小構成を作り上げることが先決となる。

自分は軽トラ暮らしだった。冬場に2ヶ月バイトして20～30万貯め、残り10ヶ月を放浪して暮らすやり方。人によってはシェアハウスで暮らしたり身一つの浮浪者やバックパッカー、ミニマリスト、実家暮らし、山暮らし、Bライフ（小屋暮らし）などなどがあると思う。スタートを切るならここから。社会をやって心をすり減らしてしまってからじゃ遅い。逃げ場がなくなる（ただしそうして擦り減った心の回復には小屋暮らし系は非常に役に立つ）。

だいたい月2～3万で暮らせれば合格。それ以上稼ぐのは遊びなので、ストレスを受けてまでがんばる必要はない。

・トリプタミン系の幻覚剤を摂取する

前述の「やっていき指向」を身につけるため、幻覚剤でセロトニン系の酔いに対しての感度を上げる。DMT、シロシビン、イボガインなどだけれども、自分はDMTが一番いいと感じている。複数回飲むことで感覚が敏感になり、種々の酔いをキャッチできるようになる。

これにより、社会参画への意識、日々の営みへの慈しみ、他者へのいたわりなど、微かだけど非常に重要な酔いへの認識が芽生える。ただし、芽生えさせようとしなければ芽生えないので、そこらへんは各自の事情で調整してね。

また、連用と度重なるグラウンディングにより「自分の中心の上げ下げ」がうまくなる。これによりあらゆる環境に対応する柔軟性と、各戦術の強化が見込める。なおグラウンディングせず上がったまんまだと、そこらへんのマリファナ愛好家と一緒でドロップアウト一直線なので、ここも各自の心情で調整してね。何を摂るかよりもどう使うかのほうが重要なので。

中心の上げ下げが身に付いたらその修行のためにバイトをしよう。複視点者よりもずっとずっとエネルギーを使わないと社会をやれないので、心身を壊さないよう月6万円くらいを目安に。余った時間は次の達成に振り向けよう。

・自分の世界を作り続ける

視覚優位者なら本を書くでも漫画を描くでもいいし、聴覚優位者なら音楽を作るでもダンスを踊るでもいい。体感覚優位者なら武術や格闘技やスポーツを。何でもいい。鉱山について人一倍の知識を誇ってもいいし、第一次世界大戦時の新型武器の優位性とかでもいい。とにかく自分の好きなジャンルを作ったり極めたりする。自分は雑草を吸うから入って、キマり遊びを極める方向に行き、新しいスポーツを作って、今またスピリチュアルの方面に進出している。これらは地続きなので、自分の世界はどんどんと広がっている。

・社会との交通を持つ

ある程度まで自分の世界が拡がったら、それを欲している社会と接触することがあると思う。そうしたときに、彼ら社会側の人たちの使う言語を理解し、文脈を理解し、それに沿う形でスッと世界の一部を紹介してやると、言語の交通が増える。すると不思議なことに、働いてもないのに社会から恩恵が得られるようになる。情報系同人誌とかの形はオススメで、売り上げが見込める分野なら商業出版を視野に入れてもいいだろう（まさか雑草を吸う本が商業で出るとは思わなかったしね笑）。

ファンからの寄付でもいい。月ごとに評論やゲームブックを売ってもいいし、ファンに缶バッジを売ってもいい。ありがたいことに、こうなったら自分の世界を広げるという活動に永続性が出てくる。そしてこの一連の流れにはセロトニンが非常に密接に関わっており、体に悪くない形できちんとトリプタミン系の幻覚剤に酔うことが必須だと考えている。

月3万円の不労所得が得られるようになればクリア。先の最小構成の生活と合わせて、アーリーリタイアメントが達成される。

そしてここからゲームのルールはガラリと変わる。

・上昇・グラウンディングを自在に行い各種情報を得られるようになる

ジミ・ヘンドリクスが言っていた「宇宙と一体になる」という技だけれども、先の自分の中心の上下動、それを自分の頭上の上の上の上、一番いけるところまで上げる。その状態で様々な情報を取得できるようにする。占いや魔術、ヒーリングといった領域になるけれども、これができないようでは次が非常に難しくなる。主観的情報の取り扱いに慣れておかないと下手なアニミズムに囚われてしまうし、メンタルブロックのせいで自分の世界の拡張がうまくいかない。創唱宗教に引っかかりでもしたら目も当てられない。

ちなみにこのときも、ＤＭＴでの訓練で得た受動的観測が非常に役に立つ。自発的に想像したときの体感と、受動的に観測したときの体感を別個のものだと認識することで、ここの情報の選別が既に簡単にできるようになっているだろう。他人から受けた影響のカットの仕方や飛ばし方もここで学べる。

・自然から恩恵を汲み出す

社会のルールは一旦忘れ、自然の恩恵をいただくことで豊かになる方向に行く。なお誤解のないよう説明すると、ここでは発達という言葉の定義を「何かから恩恵を汲み出し続けることができるようになること」とした。人脈から資源を汲み出すのが生得的に苦手なら、こっちの方向に進めばいい。

自分の世界を持ち、広げ続ける。しかしそれにはそれを下支えするための資源をどこかから汲み出す必要があり、自分は自然から汲み出す方向に決めた。先の項、上昇下降をうまくクリアしていれば、社会で生きることも可能になっているはずだから、そこからは自分で選ぶといいと思う。

資源の汲み出し。それによって自分の世界はより豊穣になる。

具体的には、夏涼しくて冬暖かいところに家を作り、周りを柵で囲って畑を作り、動物を狩ったり魚を釣ったりして肉を食べる。そして、たまに社会に出て遊ぶ。これをするためには四季の恩恵を汲み出す様々な手法が必要となるけれども、自然の声を聞くことなしにそれはできない。ネットに転がっている情報は他の土地に適応した方法なので、アレンジが必要なのだ。なお声を聞くためには上昇する技術が必要となる。社会で遊ぶなら体の中の上下動だけで済むけれど、自然の中で遊ぶには体の外の情報を拾った方が遊びやすいし生きやすい。ちなみに社会で傷ついた人を一対一でヒーリングするのもこの技術だ。

さらにこの方向を進化させていくと、植物の精霊とディエタ（婚姻）し、その精霊を育て上げ、精霊に世界を作ってもらってその情報を音色（イカロ）や紋様（クヌー）に変換し、他者に影響を与えるということができるようになるらしいんだけれども、そして実際日本人で何人か先達がいるんだけれども、自分はまだそこまで行っていない。

この方向性が1つある。こうして1つ1つ発達していく(資源の汲み出し方を学ぶ）ことで、ずっと暮らしやすい世界に到達することが自分はできた。

ただし、どうやっても単視点者が複視点者のようには振舞えないし、聴覚優位者が視覚優位者のようには振舞えないし、4スタンス理論でいう別タイプの体の動かし方をする人のようには自分を動かせない。エンパス傾向は年々強まるばかりだし。それらを無理に変えようとすると、心や体を壊すことが分かった。

この現象があるということはつまり、この世界にはそれらの傾向の人が優占する戦場、言うなれば「戦ってはいけない戦場」があるということだ。

自分のタイプを見極めて、転職や転業なんかでぽんぽんと移り変わりつつ、自分が活躍できる場所を丁寧に探すことが重要だと実感させられた。

もともと社会性を営む動物というのは長い時間をかけて分業が形成される。長所短所が分かれてくる。群れで脅威に対抗するためにはそれが最適解だからだ。そしてなにも社会性動物に限ったことでもなく、すべての動物には個性が形成される。天災や天敵に群れが襲われたとしても何割か生き残れるようにだ。だからこそこのような違いが出てくるのだし、それを枉(ま)げて生きようとすると早晩潰れる。

これは、「個性を尊重しよう、変わっている人こそ優秀だ」とかそういう腐れた話では一切なく、ただただ「動かせない形質がいくつかある」というだけの話だ。

ここを踏まえたうえで、数十パターンあるはずの発達の方向がこれから社会に集積されていくと思っている。

先に紹介したのは数ある発達パターンのうちの1つで、自分が経験したパターンだ。複視点者には複視点者の、視覚優位者には視覚優位者のパターンがあるだろう。見つかっていないだけで他にも動かせない形質はあるだろうし、それはこれからのビジネス書コーナーの充実っぷりに期待する。

間違ったものを学習してしまった場合だけれども、これもトリプタミン系の幻覚剤で初期化できると考えている。自分は人と話しただけでひどい頭痛に苛まれていたが、キノコで治った。もちろん量や使い方を誤れば一生残る心の傷を負う（らしい。なったことはない）、そんな強い作用のものだけれども、情報化社会の強みで、何をどうしたらどうなったかを集積することができるようになった。フグ食やダイビングのように、一つ一つエラーを潰していこう。

【ハーブ／雑草編】

草名：タバコ

遊びか薬か：㊢

はい、というわけで最後はタバコ。

ストレスの象徴。聖書に次ぐヒット商品。嫌煙家にサラリーマンのおしゃぶりと揶揄されて久しいがしかし、その有用性が論じられる機会は少ない。

長々と雑草からアヤワスカまで向精神（サイコアクティブ）植物を面白おかしく述べてきたけれども、最も身近な向精神薬であるタバコを一切吸わずに論じてきたわけで。まるでそれは「リンゴが赤いという情報も食べるとうまいという情報もシルエットも中の構造も細胞拡大図も全部知っているが、唯一リンゴその

形状・特徴

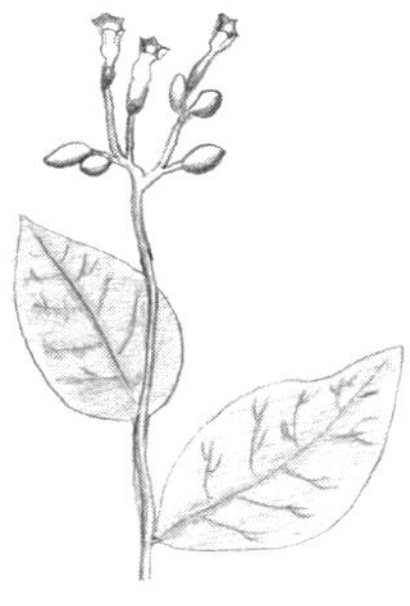

・ニコチアナ・タバカム。すべての香水の原料となる分子が入っているという話まである香り高い葉。育てるだけなら合法。巻いちゃダメ。

・アブラムシがすごくよくつく。

・シピボ族の吸うタバコは、ニコチアナ・ルスティカで別種。ニコチン量はルスティカがタバカムの９倍。

ものを見たことがない」というくらいおかしな行為を、こうして長々としてきたことになる。

そのうえで、ようやくタバコを吸ってみようと思う。

もちろん、吸ったことはある。ただしそれは薬用としてだ。アヤワスカアナログを試し過ぎて上昇したまま降りれなくなったとき、人のを1本もらってほぐし、フィルターなしで炙ったりして吸った。それは確かにきっちりと落とすことができたし、薬用としての効能もしっかり感じた。いいもんだということも理解できた。

しかし、それでは「タバコ」を吸ったことにはならない。タバコというものに連なる日本の習俗習慣を体感したとは言えない。先の自分の行いは、どちらかというとシピボ族がマパチョを吸ったのに近しい（マパチョ：ニコチアナ・ルスティカというタバコの近縁種を葉巻のように巻いたもの）。

なのでまず、近くのコンビニに行った。そして店員に「何番」と告げ、レジ横にある１００円ライターを手に取り、ワンコイン強を支払った。ネイティブアメリカンの描かれた紫色の箱が手に入った。

ここだけでもう、現代日本を感じた。ガンになるなどのおどろおどろしいパッケージを開くと、ポケットの中でも潰れないしっかりした箱から、今か今かと待ち構えていたであろう香気が溢れてきた。ちまきのような香りが晴れやかだ。

火をつける前のタバコはかぐわしい。そんなことも知らなかった。

工業製品としてのタバコ。一寸の狂いもなく仕立て上げられた20本のそれが、最密構造でぎっしりと並んでいる。箱もそう設計されたのだろう。その美しいデザインからすさまじい執念と戦前からの歴史を感じた。

火をつける。吸わないと火がつかないということを昔のヤンキー漫画から学んでいたため難なくついた。しかし初めて手にする人は分からないだろうに、説明書などついてないのか、このフィルターにある点線は何なんだ、切り取れということなのか、そんなような思いが白煙とともに巡った。

しかし、すぐにわかった。荷揚げバイトで見たセメントの袋に戦後初期そのままの文体であまりにも乏しい情報しか載っていなかったのを思い出したからだ。どちらも社会に属するものだから、上から下へと口伝で使い方の手ほどきがなされるのだ。使い方を先達から教わることができ、それがまたタバコ文化の伝播にも一役買っているからこそ、説明書がない。いらない。自明だからだ。それに気付いたとき、自分はその営々脈々とした流れから完全に切り離されていることを悟った。なぜそうなったのか。

吸飲結果（1本目）

意識：心地良さの発生

目（視覚）：特に変わらず
手（触覚）：特に変わらず
舌（味覚）：苦みが残る
耳（聴覚）：特になし
鼻（嗅覚）：特になし

やがて1本吸い終え、灰がフィルターまで達した。フィルターが焦げ、苦い味が口いっぱいに広がった。フィルターはまさかのプラスチックでできており、冷えた灰をとんとんと落とすと、焦げて真っ黒に泡だち固まったそれが見えた。

自分はそれをまじまじと眺め、皆がタバコを少し残して消す理由がようやくわかり、やがて睫毛を落とした。

翌日、自分の住む手作り小屋へ父が来た。父は複視点者、社会側の人で、最近はキャンプ趣味を始めたのだそうだ。薪がたくさんあるから練習させてくれ、その代わり肉をおごると。

正直、嬉しかった。父とキャンプをするのは小学校以来で、いい記憶も多かった。父もキャンプは数十年ぶりらしく、心なしか心が弾んでいるように見えた。

自分が尋ねる。

「あれ？　これ、この七輪もしかして俺がちっちゃい頃父さんがホルモン焼いてたあれ？」

「よう覚えとるな。そうや」

器用な父のことなので、かまどの拵えも火起こしもすべてつつがなく済ませ、さて米が煮えるまで一服、という運びになった。

自分はここぞとばかりに昨日買ったタバコを取り出してみせる。

「あれ、お前、え、タバコ吸うようになったんか」

「ん、まあ……」

驚いた父は、しかしそれでも受け入れたように、自らも懐から慣れた手つきでラークを取り出して火をつけた。

「からだに悪いでな、こんなんな」

父はそう言って笑った。


そこから先は、堰を切ったように会話が溢れた。昔話やタバコのことなど、とめどもなく。

父は語る。タバコでも細くて味の付いたやつなんぞむしろ吸うな、とか、わかばやエコーの辛みを紛らわせるために爪楊枝で小さな穴をあける老人の話や、山谷のドヤで座り込んで吸う一服のタバコの崇高なことなど、それこそとりとめのない。

しかし、その言葉ひとひらひとひらのすべてに、彼の人生観が滲み出ていた。

飯盒（はんごう）から湯気が立ち、肉が七輪に並び、腹いっぱい食べたあと、もう一服を吸った。火箸で焼けた炭を掴み、咥えたタバコに火をつけるというのをやってみたかったからだ。

じりじりと移る火に、熱以外のあついものを感じたような気がした。

吸飲結果（3本目）

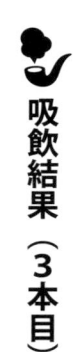

意識：心地良さの発生、特定の意識階層へのアクセスが切れる
目（視覚）：特に変わらず
手（触覚）：鈍感になる
舌（味覚）：特に変わらず
耳（聴覚）：自然の音がよく聞こえるようになる
鼻（嗅覚）：特になし

父は公務員だが、肉体労働者として何十年もずっとゴミ収集で家庭を支え続けた。その間ずっとタバコを吸い続けていた。肺炎で死にかけたあと禁煙したこともあったと記憶しているが、いつの間にかまた吸っていた。

自分が事業に失敗し、父の退職金を台無しにしてしまってからも、こうして会いに来てくれる。

そのたびに自分は腹を切って死にたい気分でいっぱいになるのだけれども、今回目の前でタバコを吸ってみたことによって、父の本音を、今の今まで隠されていた本音を聞くことができた。

父は、自分にタバコを吸ってほしかったのだ。

しかし同時に父は、タバコが体に悪いものだと分かっていたからこそ、息子が手を出さないようにきちんと教育してくれていたのだ。自分が30になって自己選択できるようになってから、自分の意志で、タバコに手を出したからこそ、ようやく聞けた。

彼は、自分のエゴで子どもにタバコを感染させようとはしなかった。

ああ、本当に愛してくれていたのだ、とそのことで知って、自分は胸がいっぱいになった。

ありがとう。父さん。

吸飲結果（5本目）

意識：仕事や雑務への意欲がわいてくる。朝のだるさがなくなり、起きてすぐ家事や建築作業に取り掛かれるようになる。この強力にグラウンディングされた意識が5日ほど続いた。多分タバコに含まれるMAOI-Bの効力だろう

目（視覚）：クリアに認識される

手（触覚）：鈍感になる。蚊や打ち身など気に留めなくなる

舌（味覚）：炭酸ジュース超うまい。お菓子もおいしい
耳（聴覚）：細かい音がよく聞こえるようになる
鼻（嗅覚）：特になし

借りは必ず返すし、受け継いだものは次代に繋げてみせる。

そんな決意が芽生えた。


翌日、日雇い労働する機会があった。屋根の修理だ。

現場を仕切るのは友人の母親のママさんバレーの監督さんで、自分とはどこかぎくしゃくしてしまっていた。多分、自分の言動がどこかインテリじみていたからだ。

しかしそのぎくしゃくも、タバコの箱を見せたとたんに氷解する。そのとたんに産業社会を下支えする一員として認められ、自宅に迎えられ、とっておきの自作の剣など彼の趣味に属するものを見せてもらえた。こんなことは働いていて初めてだった。

いや、あれ？

初めてではない。これはどこかでやったことがある。

そうだ、20歳の一時期、キリスト教に入信したときと一緒だ。

あのときも確か、宗教というものの構造を知りたくて接触し、言われるままに白装束を着てデ

カい風呂に沈められ、集団共通の祈りを詠唱し、勉強会みたいなのに顔を出すと、やがてホームパーティーに招かれてわいわい楽しいひと時を過ごさせてもらえた。結局馴染むことはなかったが、楽しかった。

同じだ、と思った。

結局のところ、タバコはロザリオと一緒なのだ。

宗教を構成する要素に、「何を達成し」「それによりどういうメリットが社会（組織）側にあって」「そのための象徴がどれで」「どんな犠牲を払っているか」を明確にするというものがある。タバコは産業を支えるという社会的責務を達成し、高い税金を国に支払うという犠牲を払うことで、産業社会の一員としての象徴に据え置かれているというわけだ。

年上の人がやたら働け働けというのは、同じ宗教に入れ入れと言っているのに等しい。働けば人として成長するというのは、信仰すれば救われると言っているのだ。比喩でなく、大真面目に、それと気付かず。

産業を支えるというのは、これまで多くの人が指摘してきた通り多くの矛盾を抱えることになる。しかしそれをなんとかしてやっていくためにこうした信仰が半ば自然発生し、広告によって後押しされ定着した。

だから、同じ宗教を胸に秘める現場作業者の集団では、彼らと同じ信仰を内面化しなければ異端とみなされて目に見えない富が分配されない。友情、裏情報、上司との交渉、廃材利用、すべてそうだ。生きづらさは、ストレスは、そして今まで躓いていたのはここだった。もし相手と宗教が違っていても、相手の宗教をまず尊重せねば、自分の宗教が尊重されるわけはないのだ。

もちろん、サービス業や自由業など様々な業種業態があるので、それごとに宗教は違うのだろう。

しかし大事なのは、この原理を理解し、相手の教義を尊重し、自らも実践してみせるというフィールドワークの精神だった。

しかし今、産業社会はだいぶん前に行き詰まりをむかえ、情報社会に取って代わられようとしている。もちろん、産業はこれまでもこれからも大事な社会の構成要素の1つだ。しかし、それ一本では国が食っていけなくなってきているのも事実。

情報社会を支える新しい宗教を、作る必要がある。

タバコはかっこよかった。コーヒーと（あとヒロポンと）一緒になって戦後日本を支えてくれた。物が豊かにあふれ、夜の闇は払われ、エネルギーが満ちた。数えきれない犠牲に黙とうを捧げるとともに、心からありがとうを言います。

だから、一緒に新しい宗教を作ろう。

新時代を支える、情報を取り扱うのに適した宗教と、そのサイコアクティブを。部族は違えども、お互いを赦し合おう。


幸いにも法的にＯＫのサイコアクティブ植物は出揃いつつある。違法なものはマトリ屋さんやヤクザ屋さんの既得権益になってしまっているので脇に置いとくとしても、サイケなものからケシっぽいものまで一揃い。それはこの本に書いた通りだ。いやケシだって、ペニシリンが入ってくる前は中国で医薬兼官僚の嗜好品としてタバコ同然に扱われていたわけだし、全ては社会の課題が何で、どれをどう使うかだ。

今、アメリカではアマゾンへのアヤワスカ体験ツアーが流行っているという。アヤワスカアナログは一般にも浸透してきているみたいだし（池袋で白人女性が熱っぽくアマゾン奥地のアヤワスカの霊的体験を話していたと思ったら、聞き役だった白人男性2人が女性と別れた後に「ヘイ、オーロリクスってどこで売ってたっけ？」「ドンキに売ってんじゃね」というきっついジョークをかました等）、DMTは何かを学習したり覚えたりすることと非常に相性がいい。個々の知識を統合して知恵にまで昇格するのが得意な酔いなのだ。前項の通り直感も働くようになるし、もしかしたら情報社会を支えるのはアヤワスカかそのアナログになるかもね。

そうなったら楽しいだろうなぁ。

なんせまだ500人や1000人そこらしか試していないのに、幾種類もの神たちを見たという報告がたくさん入っている。自分も見た。もちろんみんな正気だ。飲んだ後はきちんとグラウンディングして日常を過ごしているから。

しかし、見た。

日々グラウンディングしなければ生き抜けなかった産業中心の社会が終わり、全ての、それこそ主観的情報まで含めた情報を取り扱わねばならない日が必ず来る。科学は進んでこの宇宙が多次元で成り立っていることを突き止めつつあるし、この神という主観的情報がいつの日か客観的に証明される日が来るのだろう。

神の国日本は、その神と民が繋がれなくなって大分経つ。しかしまた繋がれる日が来るのだと思う。今度はより密接に、安全に。

そこに至る道はたくさんの落とし穴があいていて、1つ知らなかったり間違えたりすると頭痛や下痢、下手したら死が待っている。

でも、産業社会だって最初はそんなものだった。ヒロポン、つまりメタンフェタミンでおかしくなった人など万を超える。死者も多数出た。そんなもんだ。そんなもんだからと言って手を抜くわけにはいかない。できる限りの穴を未然に防ぐという大役がそこにある。

ダイビングだって最初は素潜りだった。様々な潜り方を研究してクストー博士が取捨選択していった結果、彼はスクーバダイビングというシステムを発明した。そして急浮上急潜行で身体を痛めないよう、ライセンスという社会的枠組みを順次整えていった。

すべては社会的課題とその合目的性により成り立っていて、自分たちは今まさにその渦中にいる。社会に課題は山積していると見せかけて、鬱やストレスや発達云々は表層にすぎない。本質はさらに奥まったところにある。そして今後、課題解決のために個人が酔う権利を主張するならば、その権利は常に義務に拠って立つ。健康で、安全で、迷惑をかけず、依存しない酔いであること。

この４つの義務を守りつつ、今後もみんなでわいわいと確かめていこう。
それはきっと、次世代へと引き継がれる大きな仕事だ。

【寄稿文その①】

素晴らしい副題をつけた青井さんへ

文・にゃるら

海外で幻覚世界に焦点を合わせた本はそれなりにある。例を挙げると、テレンス・マッケナ『幻覚世界の真実』、オルダス・ハクスリー『知覚の扉』などは、サイケデリックに魅入られた人間には改めて紹介するのも恥ずかしい程の名著でしょう。

しかし、このようなエキセントリックな内容の本が現代日本で一般流通したのは大変意義があることです。本国でも、ご存知中島らも著『アマニタ・パンセリナ』や、それこそ本書を出版した彩図社からも『実録ドラッグ・レポート』なんて直接的な本がヒットを飛ばしましたが、ここまで植物と体験に詳細かつ真摯に向き合った本を僕は知りません。

嘘をつきました。本当は別に心当たりがあります。青井さんの同人誌です。同人誌版では、くるぶしに傷をつけてそこにカエルの毒を塗りつけたりなど、本書以上にエキセントリックで奇天烈な実体験が綴られているので、この一冊のみでは満足できない欲しがりやは購入してみると良いでしょう。青井さんに僕が飼育しているタランチュラを見せた際に、「この毒を使ったらどんな幻覚が見れるんやろ?」と返された衝撃が忘れられません。とにかく商業でこんな意欲的な本が流通するのは素晴らしい。

今年はダークウェブ上の児童ポルノや殺人依頼フォーム・武器売買などの真相に踏み込んだ『ダークウェブ・アンダーグラウンド』なる本も出版され、その時代錯誤なアングラ感で界隈を驚かせましたが、本書も方向性は違うものの、そのへんの雑草から単純に法でまだ規制されていないだけの危ない植物までを実際に吸ってレポートするという、本当に令和に出版される本なのかと目を疑うアングラ感が素敵です。インターネットが人口に膾炙し始めた90年代後半〜00年代前半の空気を想起させるカオスさですよ。


さて、先程軽く話題に出しましたが、自分と青井さんとは何度かお会いしたことがあります。自分が住んでいたシェアハウスに突如トラック一つでやってきた青井さんの第一印象は「こんな漫画にでてくる怪しいキャラクターみたいな人が実在するんだ」でした。

何に使うかわからない錠剤や粉薬が大量に詰められた自作の桐箱を披露しながら、「お茶会」に使用するアカシア茶の調合の実験台になって欲しいと初対面の僕にお願いする、流暢な関西弁で長身メガネのお兄さん。たとえウシジマくんでも、ここまでわかりやすい狂人のキャラクター居ないぞと思いつつも、二つ返事で了承。

青井さんは探究心の塊のような人で、楽しくなる効力はあるものの根本的な問題としてクソ不味い植物たちを、どう組み合わせていけばストレスなく飲める上に成分を損なわせないかでひたすら頭を悩ます彼は、まさにマッド・サイエンティスト。もし社会性があれば高級な薬剤師にでもなれたでしょうに。

肝心の効き目のほどは、本書内や僕自身のブログで散々語っているので省略しますが、体験時に何度も身にしみて感じたのは、やはり青井さんが羊飼い（メンタ）として側で見守ってくれる安心感は物凄い。

本人の生来の気質もあるのかも知れませんが、その穏やかな表情でアカシア状態で宇宙遊泳している僕らを見守る姿は、まるですべてを包み込んでくれる菩薩のよう。感覚が曖昧な状態である分、少しの不安や恐怖でもバッドに入ってしまう危険性があり、他人との会話やシラフの人間の空気感は非常に慎重に行う必要があるのですが、青井さん相手ではそういった不安を全く感じない！

もちろん、それは雰囲気だけの話ではなく、実際に曖昧な状態での自分たちとの会話の受け答えも完璧で、どうすれば精神が安定したり、更に奥深くの神秘の世界へ突き進めるかなど丁寧にレクチャーしてくれます。

この時、印象に残った青井さんの小話ですが、「青井さんがカップルのアカシア体験に付き合った際に、メンヘラ寄りの彼女側が錯乱気味になってしまった際、同じくトリップしていた筈の男側が急に冷静さを取り戻し、すかさず介抱にあたった」というエピソードが好きで、こういった事例を観測するくらい現場に立ちあっていることにまず感心しました。色々な状況でどういう現象が起きるかをひたすら探求しているんだなぁと。

とにかく、ここまで植物の作用に真摯に向き合い研究する人間が現代日本に存在し、ましてや本まで出版するとは。


そして、そんな青井さんが最も届けたい相手が「生きづらい人たち」。なぜ日常で得られる通常の快楽を求めずに、外的要因による刺激で脳内物質を追求するのか。そう、僕たち現代社会の速度について来れない人間は「生きづらい」のです。

本書の冒頭や文中にも書いてある通り、青井さんは車上暮らしを長く続けてきました。比喩表現として「社会から飛び出して」と自虐ネタを組み込んでいるのですが、物理的にも家屋という枠組みから実際に飛び出した生活をしている訳です。そんな映画のような暮らしある？

社会不適合者に都合の良い言葉を並べてターゲットにする本はごまんとあります。が、実際に筆者が社会から飛び出しているパターンは極稀でしょう。愛すべきヒッピー文化を現代で行っている。いずれは雑草という括りからも飛び出して自伝やサバイバル本をだすべき。ヤンマガあたりでコミカライズすれば絶対アニメ化しますよ。

社会に迎合できる人間は、主に社会らしい成功体験による刺激で報酬系から快楽を得ます。日々のトレーニングや部活動、試験への合格に恋愛、労働の対価としてのボーナス……。どれも自分たちが避けて生きてきた要素だらけ。なぜなら、僕らは馴染めないから……。

そこで陽のあたる場所では、とても生きていけない人間たちはアウトローな方向へ進むことが多いのですが、そこで青井さんは進んで雑草を試していくことで「合法」にどんな人間も楽しく生きていける方法を模索していきます。コレ一番重要なことですよ。社会に接続できていない人が非合法に手を染めるのが最もしょうもなくて悲しいパターンですからね。実際、精神的にも合法の安心感の方が良いトリップができる訳ですし……。

社会とは真逆の場所である大自然の有り難みに感謝し、自然とともに暮らしてきた青井さんだからこその魂がこめられた一冊。

たとえ雑草に興味がなくとも、生きづらい人間が現代社会でも工夫して楽しく生活している様の一端として読んでいってもらえたらな、と。青井さんの存在に感銘を受けた身として切に願っております。どうか、みなさまも良き雑草ライフを。

【寄稿文その②】

青井さんのこと

文・pha

青井さんの活動を初めて知ったとき、とても懐かしい気持ちになった。僕が昔やってたようなことをやってる人が今もちゃんといるんだ、ということが感慨深かったのだ。

２０００年代の初め頃、僕は当時合法だった幻覚性の植物を摂取することにハマっていた。僕はまだ二十歳を過ぎたばかりで、大学に入ったはいいけれど社会に適応できず、何の能力もなく他人が怖くて、自分が生きられる場所がどこにあるのかなんて全くわからず、毎日将来の不安を抱えて暗い気分で過ごしていた頃だった。

そんな自分にとって幻覚剤は、このくだらない社会とは違う何か別の世界を見させてくれるような、既存の価値観を打ち壊してくれるような、そしてどうしようもない自分を根本的から変革してくれるようなものに思えたのだった。大体ドラッグに深くハマるのはそんな風にうまく生きられない若者だと相場が決まっている。

あれから20年近く経った今では、昔のようなドラッグに対する欲求はなくなってしまった。それは自分がわりと「定まって」しまったからだと思う。

僕もすっかり中年になり、それなりに文筆業などで食っていけるようにもなり、社会の中での自分の位置をある程度見つけてしまった。自分にできることもできないこともなんとなく分かってしまった。世界を根本的に変えたいともあまり思わなくなった。

そんな風に年を取って落ち着いてしまった自分から見ると、情熱を持っていろんな草を吸いまくったりしている青井さんの活動は眩しく見える。

僕が若者の頃は、自分たちがひょっとしてドラッグカルチャーを引き継ぐ最後の世代なのではないか、とか考えたりしていた。

ドラッグに関連する文化の流れとしては、60年代、70年代くらいにヒッピーブームがあってドラッグの周辺にいろいろなカルチャーが生まれた。90年代後半には青山正明らによる悪趣味ブームの中でドラッグがよく取り上げられていた。

僕がドラッグに興味を持ったのはもともと中島らもの読者だったからで、そこから辿って70年代や90年代のさまざまなドラッグカルチャーに親しむようになったのだけど、そういった昔のムーブメントの流れを引き継ぐのは自分たちくらいの世代までじゃないか、もっと若い人はそんな面倒臭いことには興味がないんじゃないだろうか、と思っていた。

しかし、この2019年においても、青井さんのような人間はやはり出てくるのだな。流れは途切れない。

この先どんなに文明や科学技術が進歩しても、ヒトがヒトである限り、酩酊や幻覚などの変性意識を求める欲求はなくならないだろう。特に、この社会の中で生きづらさを感じる人たちにとっては。

そして今後も、たくさんの化学物質や植物が新しく規制されたり、新しく発見されて流行したりという、そんなイタチごっこを繰り返していくのだろう。ドラッグによる酩酊というのはうまく使えば精神にとって有益な面があるけれど、コントロールが難しいので使うことで問題を起こす人もときどき出てくるため、規制されるのも仕方ない面はある。果たして人類が酩酊をうまく飼い馴らせる時代は来るのだろうか。いろいろ試してみるのは面白いけれど、健康に気をつけながらやっていってほしいと思う。

独自の言い回しや概念など一覧

無手勝流で精神世界を探索しているため、新しい言葉が発生したりしています。文中に突然出てきて読みにくいと思うので、適宜このページを参照してください。

・煙遊び

あらゆる雑草を吸ったりなんだりして遊ぶこと。酔えればよし、酔えなくても笑って済まそう。そうやって遊んでいるうちに、面白い効果が出る草を発見すると思う。お肌がきれいになったり、便秘が治ったり。そんな草を見つけたらそれを「煙薬」と呼び習わしている。

そうしていくと、やがてまだ名前の付けていない感情や今まで味わったことのない気分に出くわすことがあると思う。その1つ1つを慈しみながら名前を付けてあげよう。

・サイ・スポーツ（psy sports）

煙遊びから生まれた、身体を損なわずに精神世界にダイブする方法のみを用いて精神世界を探索する遊びのこと。スポーツといっても勝ち負けを競うわけではないので、どちらかというと登山に近い。

・サイコアクティブ

酔い。向精神作用。バットでぐるぐる回る酔いからアマゾン奥地で儀式する酔いまで全部含めてサイコアクティブの一種。セックスもドラッグも映画鑑賞も、心を動かす人間活動にはすべてサイコアクティブ的要素を含む。

なお「サイコアクティブ物質」というと、吸ったり飲んだりすることで精神変容をきたす物質のこと。

・わっしょい

脳みその一部分だけが酔っているさま。「左上の脳みそがわっしょいしている」と表現したりする。この脳みそ一部分の酔いをうまく捉えて変性意識に持っていくことを「わっしょいをキャッチする」「わっしょいキャッチ」などと表現している。煙遊び全般を通して重要な概念。

・逆耐性

わっしょいキャッチがうまくなるにつれ、徐々に少量で酔っ払えるようになっていく。これを逆耐性と呼んでいる（原義は違うかもしれないがここではそう定義している）。

少量で酔えるので体への負担を少なくすることができるうえ、未知の草にどのような毒／効果があるかを少量で試せる。なので逆耐性は煙遊びにおいて必須技能に位置付けられている。

・受動的観測

勝手に景色が映ったり、近所の工事現場の音が勝手に聞こえたりすることを指す。

幻覚を見ると、それが想像力から発生しているものではないことに気付く。さらにシラフに戻った後で目を閉じて集中していると、時折変なものを見ることがある。幻覚剤を摂取すると、それが自分の想像から発されたただの妄想（能動的観測）なのか、それとも受動的に観測されたものなのかを見分けることができるようになる。それが今まで気が付かなかったものを見分ける力になる。

・やっていき

日々の生活や人との繋がりを大事にし、動かせないことや変えられないことをあるがまま受け入れ、日常の細かいことから丁寧にやっていくことを「やっていき」と呼んでいる。保守。脳内物質のセロトニンが関与しており、抱き合ったり手を握ったりすることで酔いが発生し、トリプタミン系の幻覚剤で活性化する。要は世間で愛と呼ばれるものの核のことで、合言葉は「やっていきましょう」。

・やってやり

日々の生活や人との繋がりを軽視し、一般的に動かせなかったり変えられないと見られていたことに注力し、あっと驚くとんでもない方法で動かしたり変えたりすることを「やってやり」と呼んでいる。脳内物質のドーパミンが関与しており、体を動かしたり遊んだり勝ったりすることで酔いが発生し、フェネチルアミン系の幻覚剤で正常化する。この感情は各種創作物内で愛と混同されがちなので、愛に対してここでは造語で「恢（はい）」と呼んで区別している。合言葉は「やったろやないか」「やったれやったれ」など。

・単視点／複視点

心屋さん提唱の前者後者を言い換えたもの。人間は二種類に大別でき、それぞれで発達方向が違うのでは？　という根拠のない推論に基づき、ここでは自分が辿った一般に知られているものとは別種の発達方向について解説している。他にも「代表システム」や「4スタンス理論」など、個々の人間における変えられなさそうな既知の形質について解説している。

・サードウェーブ

3回目のこのブームのこと。

近代以降、サイコアクティブ物質が一般人の目に触れるまで拡散し、社会現象になっては規制され鎮火したのが過去大きく2回あり、今回3回目が起きるかどうかという境目に当たる。セカンドウェーブまでとの違いは、インターネットにより世界中の情報がたくさん集積されたこと。そのおかげで事故率が下がり、解鬱やレクリエーションに発達にとそれぞれ合目的的(ごうもくてきてき)な正しい使い方がスポーツのようにできるようになったことが挙げられる。

・中心の上下操作

ヨガ、占い、ヒーリング、魔術などなどに共通する基礎的な技法。

人間には自我の中心、魂の位置とでもいうものがあり、強く酔うとそれが上に飛ぶ。そうすると「あ、これ動かせるんだ！」と分かり、正中線上の様々な位置に固定させて気分を変動させられる。気分が変わると使う言葉も変わり、態度や選択も変えられる。さらに頭より上に飛ばすことでフラッシュバックが起きたり、神とか霊とか宇宙人とかそういう変なのと出会ったり、占いやヒーリングで使う情報が手に入ったりする。

・グラウンディング

先の項、中心の上下操作において、中心を体の内側にしまうこと。なかでも会陰や丹田の位置（第一、第二チャクラ）に移動させ固定すること。端的に「下げる」「地に足をつける」と表現することもある。

逆に、頭より上に中心が飛び出た状態を「浮いている」と表現する。浮いた状態だと掃除洗濯など日常的なことがし辛く、戦うことも働くこともままならない。セカンドウェーブまではグラウンディングの情報が集積されていなかったため、大麻などサイコアクティブ物質を摂り続けすぎて常に浮いた状態になり、脱社会的なことをしたり言ったり、扇動者に煽られたりしていたのが目立つ。先人をけなすつもりは毛頭ないが、そういうのは弱くてダサいので、不必要なシーンで「あ、今俺浮いてる」と感じたら即座に下げよう。

・譫妄（せんもう）

今どこで何をやっているのか分からない精神状態。

何かを摂取しようとするとき一番警戒するのがこれで、この状態の時に被害妄想などが発生しやすい。特にたちが悪いのが、その特殊な精神状態を認識する機能すら酔って飛ばされること。今どういう状態か分からないので、何をやって今どうなっているかの因果が不明になり、他人が襲いかかってくるという妄想や思い込みが本当のことであると「わかってしまう」。こうなるとどうしようもないので、シラフのときに環境をチェックしてから手元のA４用紙に「ここは安全である」と書いておき、少しでも怖いと感じたら布団被って寝る。譫妄になる危険性の高いものを体に入れるときは必須。

・エンパス

人と話をするとき、他人が何を考えているのかを察するために用いる情報が人によって違う。大体は表情だったりするけれども、体感覚や気とか何かよく分からない情報を得て判断している人もいる。エンパスと分類される人はその特殊な情報を得ている人たちで、ＯＮ／ＯＦＦの仕方や使い方を知らないと、人に会うだけで極端に疲弊したり頭が痛くなったりする。ただしこれは、確かにあるもののまだそれが何かもどうやって使うかもよく分かっていないので要研究。

植物スケッチ

青井：クサノオウ、テングタケ、ホーリーバジル、マリファニリヤ、アカシア・アクミナータ、アカシア・コンフサ、アサガオ、タバコ

ｐｉｏ：バジル、ローズマリー、睡蓮、アジサイ、ジュニパーベリー、ロフォフォラ・ウィリアムシー

著者略歴

青井硝子（あおい・がらす）

大学在学中に水質浄化の特許を取り起業するも、人と話すと頭が痛くなる奇病を発症し、芽が出ず失敗。多額の借金を負う。

その後、一回死のうと思って行ったバリ島にてシロシビン含有キノコに出会い、心の傷が劇的に癒え頭痛も解消される。この時の経験から、自作の軽トラハウスに住みつつ薬用植物と精神の相関研究に没頭する生活が始まった。

二年前に軽トラハウスから山奥の手作り小屋へと拠点を移し、なお研究を継続している。最近は、俗にスピリチュアルと呼ばれている分野を集中して掘り下げている。薬用植物群でも取り切れなかった心の傷にリーチできるような技術をかき集めてきて実践し、自分と同じ悩みを持った人に様々な形で提供している。

目指せシャーマン！

カバーイラスト＆デザイン：キメねこ

雑草で酔う

人よりストレスたまりがちな僕が研究した究極のストレス解消法

2019年11月22日第1刷
2022年2月1日第10刷

著　者　　青井硝子

発行人　　山田有司

発行所　　株式会社　彩図社
東京都豊島区南大塚3-24-4
ＭＴビル　〒170-0005
TEL：03-5985-8213　FAX：03-5985-8224

印刷所　　シナノ印刷株式会社

URL：https://www.saiz.co.jp
https://twitter.com/saiz_sha

ISBN978-4-8013-0410-9 C0095